PETER MAYR | DR. MICHAELA MAYR

F.X. MAYR

FÜR ZU HAUSE

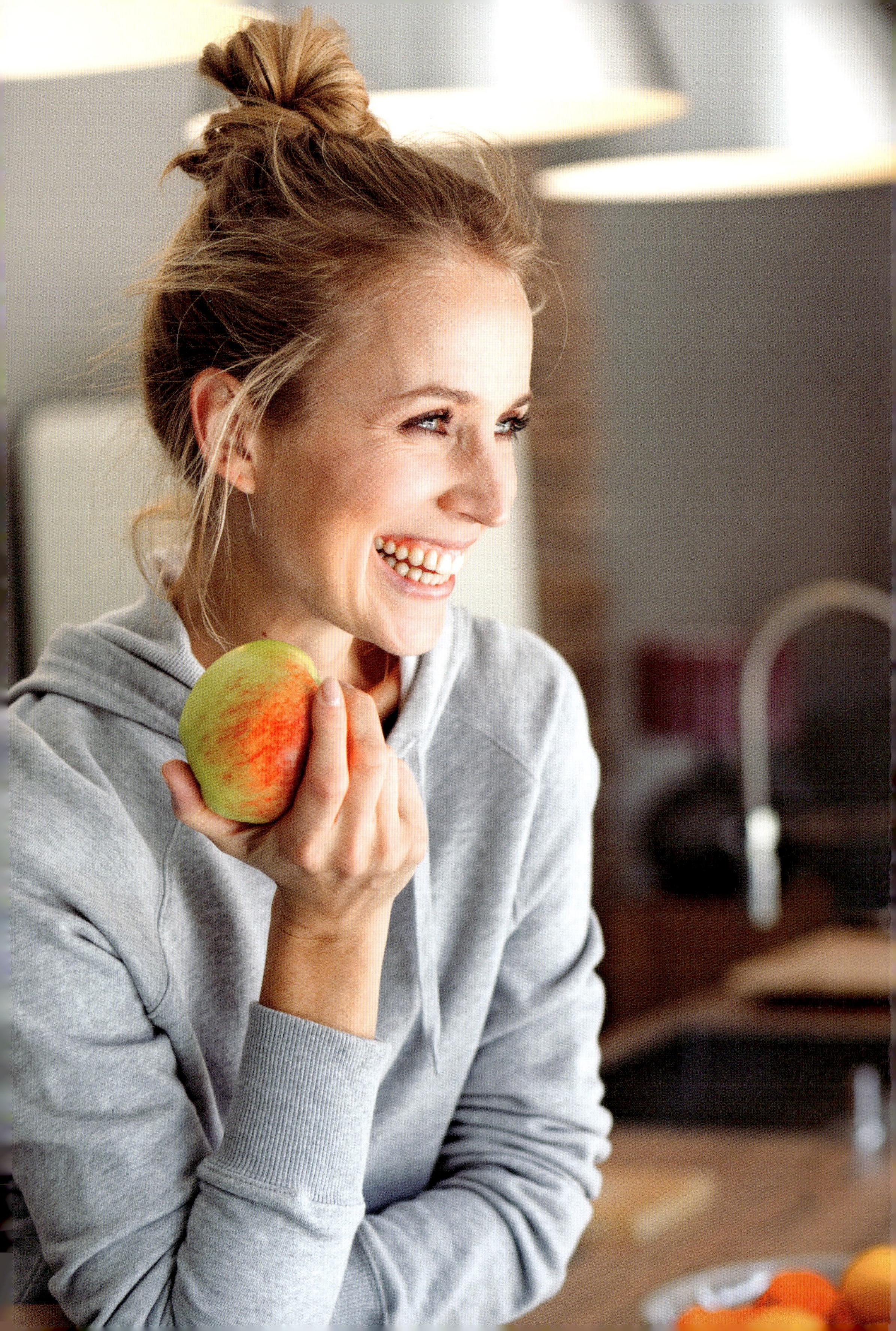

PETER MAYR | DR. MICHAELA MAYR

F.X. MAYR

FÜR ZU HAUSE

Das neue Entsäuerungs- und Ernährungsprogramm

südwest

Inhalt

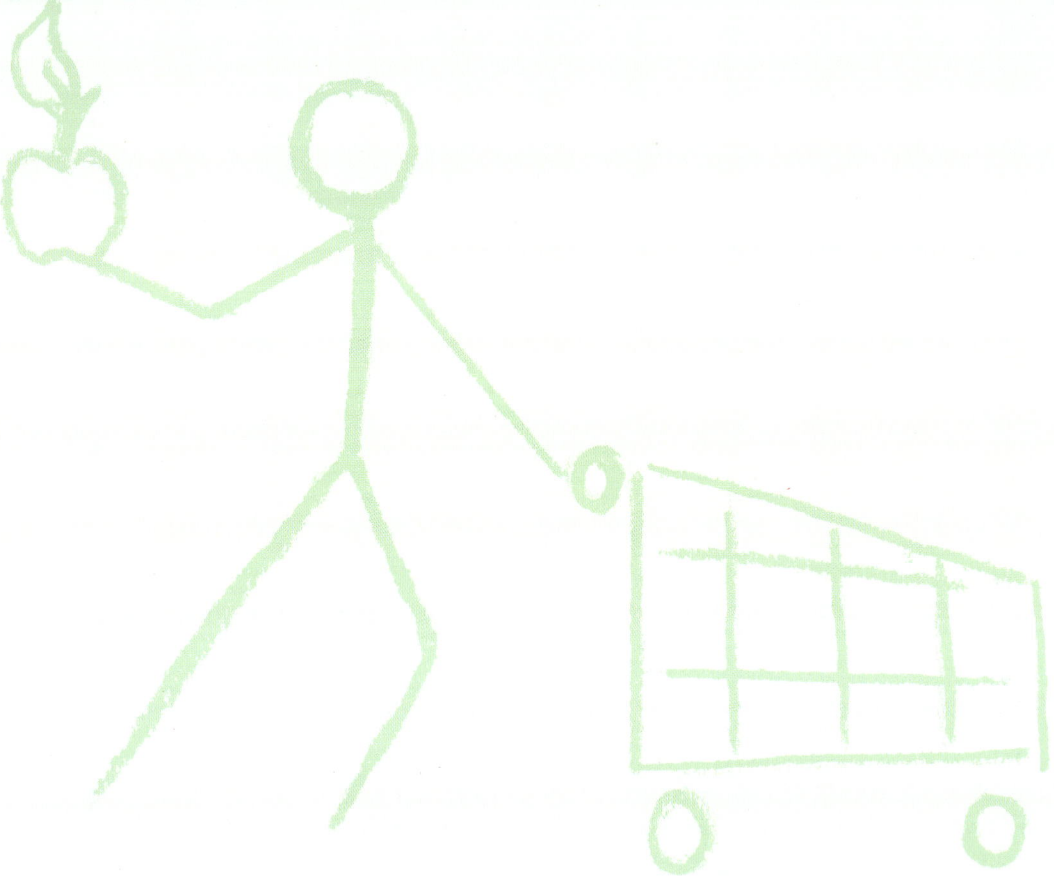

Eigenverantwortung übernehmen

F.-X.-Mayr-Ärzte begleiten die Menschen auf ihrem individuellen Weg, um gesund zu werden und zu bleiben. Sowohl bei der Ernährung als auch während der medizinischen Behandlung.

Vorwort

» Die Diagnostik und Therapie nach F. X. Mayr hat sich in den letzten Jahren rasant weiterentwickelt, auch dank neuer Erkenntnisse auf dem Gebiet der Ernährungslehre. Die neuesten Studien belegen, wie wichtig und richtig die F.-X.-Mayr-Medizin für die Gesunderhaltung der Zivilisationsgesellschaft und ihrer Leistungsmenschen ist. Die Internationale Gesellschaft der Mayr-Ärzte zählt weltweit ca. 600 Ärzte zu ihren Mitgliedern. Die Anzahl der zertifizierten MayrPrevent®-Zentren steigt ständig, was den Bedarf dieser ganzheitlichen Vorsorge- und Regenerationsmedizin bestätigt.

Das vorliegende Buch ist nicht nur eine Motivation zu einer gesunden Ernährungsweise. Vielmehr erhellt es den Einblick in unsere listige Psyche, die sich immer wieder unserem Weg zur gesunden Lebensweise querlegt. Die einmalige Verbindung aus psychologischer Führung und Motivation mit aktueller fachlicher Ernährungslehre und kulinarischem Meisterkönnen bietet dem Leser leichtfüßig die Möglichkeit, mit Genuss gesund zu essen. Die Schärfung des Bewusstseins und die Stärkung der Eigenverantwortung zum eigenen Körper und dessen Ernährung ist ein Kardinalanliegen der Gesundheitsvorsorge. So gut es ist, selbst die Initiative zur Körperentgiftung und Regeneration zu übernehmen, so wichtig ist es, einen erfahrenen F.-X.-Mayr-Arzt (www.fxmayr.com) hinzuzuziehen.

Ich danke Peter Mayr sehr für sein jahrzehntelanges Engagement in der Ausbildung der F.-X.-Mayr-Ärzte und seine Motivation der Menschen zu einer genussvollen, heilsamen Kochkunst. Ich wünsche Ihnen, verehrten Leserinnen und Lesern, dass Sie nun begeistert die aktuellsten Ernährungsratschläge umsetzen werden!

Dr. med. Alex Witasek,
Präsident der Internationalen Gesellschaft der Mayr-Ärzte

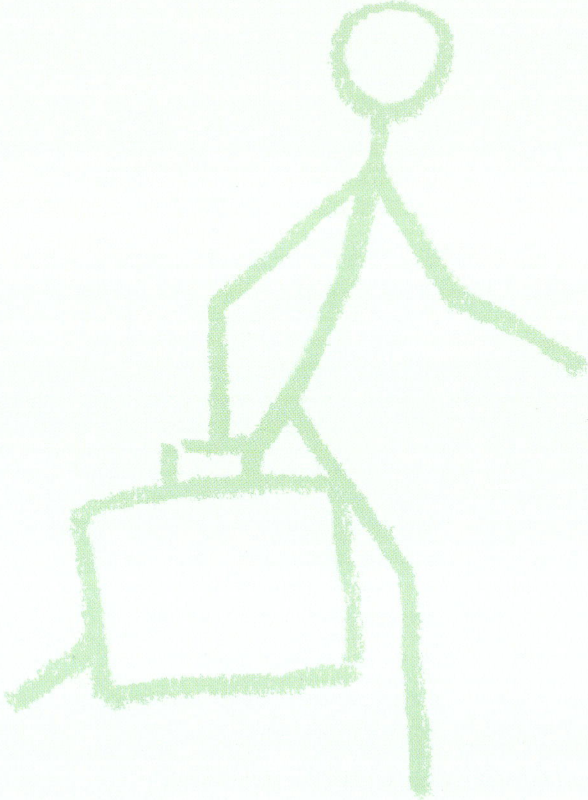

Mit einem Pionier auf Ernährungsreise

Eine Ernährungsumstellung gleicht einer Reise auf zwei Ebenen: der kulinarischen und der mentalen. Der dafür benötigte Reiseführer ist dieses Buch. Es führt zu einer gesunden Dauerernährung.

Der Darm im Fokus

» Stress wird ein immer größeres Thema unserer modernen Gesellschaft. Müde, schlapp, energielos, bei starkem Leistungsdruck durch steigende Anforderungen im privaten und beruflichen Umfeld, ständige Erreichbarkeit, Reizüberflutung und Bewegungsmangel bringen viele Menschen aus der Balance. Der Zeit- und Leistungsdruck ist aber häufig auch selbst verschuldet. Es erfolgt kein vernünftiger Ausgleich mehr zwischen Anspannung und Entspannung. Statt einer vernünftigen Freizeitgestaltung wird von Event zu Event gehetzt. Auch der Urlaub dient immer weniger der Gesundheit, sondern neuen Erlebnissen oder dem Bräunungsgrad. Wir praktizieren vielfach selbst Hetze ohne Ende, weil Vernunft und intuitive Verhaltensmuster abhandengekommen scheinen. Stattdessen leben wir unsere Bedürfnisse, wie ständige Erreichbarkeit, andauernde Mitteilungssucht und Zwang zu Neuem, permanent aus.

Die Ernährung im modernen Zeitalter

Dementsprechend sieht auch unser Ernährungsverhalten aus. Das Essen hat seinen Stellenwert verloren. Wir essen zu viel, zu oft, zu spät, zu schwer. Dabei vernachlässigen wir, dass Nahrungsaufnahme eine sehr wesentliche Energiequelle darstellt, nämlich nicht nur für den Körper, sondern auch für Geist und Seele. Durch die Rückeroberung des Stellenwertes von hochwertigem Essen steigern wir nicht nur unsere physische und psychische Leistungsfähigkeit, wir erhöhen damit unsere gesamte Lebensqualität.
Abhilfe schaffen kann unser Ernährungskonzept, ausgerichtet als täglicher Ernährungsratgeber, das auf der Philosophie nach Dr. F. X. Mayr aufgebaut ist. Dieses Buch zeigt Ihnen den Weg zu mehr Energie im täglichen Leben.

INFO

Was ist hier neu und besonders?

Dieses Ernährungsbuch ist die einmalige Verbindung von der F.-X.-Mayr-Philosophie mit einer motivierend begleitenden Psychologie Ihres Ernährungsverhaltens, beginnend mit innerer Reinigung und Aufbau zur gesünderen Ernährungsumstellung. Dazu leckere, einfache Basis-Rezepte, die individuell abgeändert werden können und damit für sämtliche Geschmacksrichtungen und Ernährungstypen geeignet sind. Häufige Nahrungsmittelunverträglichkeiten – Laktose, Fruktose, Gluten und Histamin – werden berücksichtigt.
Die Individualität unterschiedlicher Ernährungsweisen – wie vorbeugende Maßnahmen bei möglichen Mangelerscheinungen ausschließlich durch streng vegane Ernährung – wird erläutert. Die Einseitigkeit der Lebensmittelauswahl wird vorerst zur Darmreinigung genützt.
Zur Entlastung der Verdauungsorgane beginnen wir mit veganer, basischer Ernährung – also völlig frei von tierischen Produkten – oder vegetarisch, mit Schafs- oder Ziegenmilchprodukten oder mit Ei und Kuhmilchprodukten. Dann folgt eine weitere, nach dem Säure-Basen-Haushalt ausgerichtete Möglichkeit einer Flexitarier-Mischform als Dauerkost, mit vielen praktischen Verhaltens- und Ernährungstipps.

Der Weg zum individuellen Wohlfühlgewicht

Viele Menschen machen eine Fastenkur nur, um Gewicht zu verlieren, dabei geht es primär um eine Entgiftung und Entsäuerung des Körpers. Eine anhaltende Gewichtsreduzierung kann nur langfristig durch Verhaltens- und Ernährungsumstellung erreicht werden. Das Ziel ist also eine ausgeglichene Energiebilanz, wo man weder zunimmt noch abnimmt, beim Wunschgewicht bleibt und sich dabei wohlfühlt. Dabei sollte man sich genügend Zeit lassen, weder fanatisch noch extrem vorgehen, sonst werden die Lebensfreude und der Genuss zu sehr beeinträchtigt. Die Ernährung sollten Sie übergeordnet sehen: Das heißt, wenn Sie einmal über die Stränge geschlagen haben, lässt sich das gut ausgleichen mit etwas Enthaltsamkeit und weniger essen danach. Ohne Bewegung geht aber gar nichts. Bewegung und Ernährung sind eins, wobei die Bewegung natürlich der Gesundheit, der körperlichen Konstitution und dem Alter angepasst ist.

Mit einem Pionier als Reisebegleiter

» Der Mediziner und Forscher Dr. Franz Xaver Mayr (1875–1965) musste als Student während seines medizinischen Praktikums Stuhlverstopfungen durch Bauchmassagen behandeln und fand in den Schriften nur die Ansicht vertreten, dass die Verstopfung keine Erkrankung, sondern eine schlechte Gewohnheit des Darms sei. Das weckte seinen Forschergeist. Er verordnete als praktizierender Arzt allen seinen Patienten eine gründliche Säuberung der Verdauungsorgane, egal ob sie wegen Kopf-, Herz- oder Magenbeschwerden zu ihm kamen. Die Ergebnisse waren verblüffend. Die meisten Leiden verschwanden. Aus dieser Erkenntnis heraus entstand in der Folge die Mayr-Therapie. Sie folgt den drei Prinzipien: Schonung, Säuberung und Schulung.

Drei Säulen der F.-X.-Mayr-Philosophie

SCHONUNG Die erste Stufe der klassischen Mayr-Therapie ist ein Tee-Wasser-Fasten. Da der Verdauungsapparat überfordert wurde, muss er geschont werden, indem gefastet oder die Milde Ableitungsdiät (MAD) als passende Schonkost durchgeführt wird. Doch nicht nur der Darm, sondern der gesamte Körper, Geist und Seele sollen zur Ruhe kommen.

SÄUBERUNG Bei der Säuberung geht es um Entgiftung und Entsäuerung des Verdauungstraktes. Zucker, Colagetränke, Kaffee, Weißmehlprodukte, Alkohol, zu viel tierisches Eiweiß (Fleisch, Wurst), billige Fette oder denaturierte Industrieprodukte belasten Magen und Darm im Alltag. Durch die morgendliche Einnahme von Bittersalz wird der Darm gereinigt, Reste schlecht verdauten und blähungsfördernden Nahrungsbreis verschwinden.

SCHULUNG Man muss lernen, auch im Alltag bewusster zu leben. Besonders wichtig ist laut Mayr, dass man gründlich kaut und die Nahrung genügend einspeichelt. Zudem sollte man sich mindestens eine halbe Stunde Zeit nehmen und Ablenkungen vermeiden. Getrunken wird bei Mayr vor dem Essen, um früher ein Gefühl der Sättigung zu spüren.

Das Konzept

Die Basis für die Entwicklung dieses vorliegenden Ernährungskonzeptes bildet die moderne F.-X.-Mayr-Medizin bzw. das Buch »Die Milde Ableitungsdiät« von Dr. Erich Rauch und Peter Mayr. Es ist eine bereits über viele Jahrzehnte praktizierte, äußerst beliebte Form der Entsäuerung und Entgiftung und wird in sämtlichen Mayr-Therapiezentren angewandt. Diese Milde Ableitungsdiät ist die zeitgemäße, sanfte Alternative zur vormals strengen Form der F.-X.-Mayr-Kur. Sie ist aber keine Dauerernährung, sondern nur für bestimmte Zeit zum Entsäuern und Entgiften gedacht. Die Mayr-Kur wurde weiter spezialisiert und ist heute als moderne Therapieform konzipiert. Sie wird von zunehmend mehr ausgebildeten Mayr-Ärzten sowohl stationär als auch ambulant durchgeführt.

Die Esskultur nach F. X. Mayr

Die Esskultur nach F. X. Mayr ist eine besonders kultivierte und gründliche Art zu essen. Dabei werden wohltuende Atmosphäre, gepflegte Form und appetitliches Anrichten der Speisen mit Konzentration auf sorgfältigstes Kauen und Einspeicheln jedes einzelnen Bissens kombiniert. Denn der Verdauungsvorgang startet bereits im Mund. Wer seine Nahrung hier bereits kräftig einspeichelt und durch

INFO

Essen soll

- die Gesundheit erhalten
- durch Einschränkung und Umstellung die Gesundheit wiederherstellen
- der elementaren Freude und dem kultivierten Genuss dienen.

Kauen stark zerkleinert, entlastet Magen und Dünndarm und beschleunigt damit den Verdauungsvorgang und die Sättigung. Pro Tag produzieren wir bis 1,5 Liter basischen Speichel auch ohne Nahrungsaufnahme. Er wirkt antibakteriell (Lysozym) und ist nicht nur für die Gesunderhaltung der Zähne wichtig, sondern befeuchtet die Mundhöhle, was das Schlucken, Sprechen aber auch Schmecken erst möglich macht und auch das Riechen beeinflusst. Das Ptyalin im Speichel leitet bereits im Mund die Verdauung der Kohlenhydrate ein. Im Speichel befindet sich zudem ein Schmerzmittel, das Opiorphin heißt – es ist stärker als Morphium und soll antidepressive Wirkung haben.

LANGES KAUEN Das Brötchen-Essen schult das Essverhalten: Das Brötchen oder der Buchweizenfladen (früher Weizen-Kursemmel) wird in Scheiben geschnitten, auf die man etwas basischen Gemüseaufstrich auftragen kann. Als Alternative zu Fladen oder Brötchen können Sie auch dicke Scheiben von Pellkartoffeln nehmen. Davon wird ein kleiner (!) Bissen so lange gekaut, bis ein flüssiger Brot-Aufstrich-Speichelbrei entsteht, der schließlich mit einem Löffelchen Kräutertee, Gemüsebrühe, Milch-Malzkaffee, Basensuppe, Soja-, Schafs- oder Ziegenjoghurt bzw. Acidophilus-Sauermilch in der Mundhöhle vermischt und dann geschluckt wird. So wird bis zur leichten Sättigung gegessen. Dann sofort aufhören.

DIE MONOTONIE Die Auswahl einer vorgeschlagenen Frühstücksvariante soll bei den drei Entlastungstagen immer gleich bleiben, ebenso die Zulage zum Abendtee. Es sollte also so selten wie möglich gewechselt werden, da die Monotonie einen wichtigen Schon- und Heilfaktor darstellt. Diese Monotonie wird in der Basenwoche gelockert beibehalten und macht erst in der Aufbauwoche der Abwechslung Platz. Die ausgewählte Variante bis dahin bleibt beim Frühstück und Abendessen gleich, nur zu Mittag gibt es Abwechslungsmöglichkeiten bei Basensuppen und Gemüsegerichten.

DIE SÄTTIGUNG Wer bei seinen Mahlzeiten die Esskultur nach Mayr richtig praktiziert, der erzielt eine angenehme, lang anhaltende Sättigung, weil die ideal im Mund vorverdaute Nahrung besser verwertet wird. Zwischen Frühstück und Mittagessen soll tunlichst eine Pause von rund fünf Stunden bestehen. Bei richtigem Essen des Frühstücks stellt sich meist erst kurze Zeit vor dem Mittagessen ein gesundes Hungergefühl ein.

PFLEGE DES HUNGERS (APPETITS) Ein keinesfalls quälendes, sondern gesundes Hungergefühl oder – was dasselbe ist – ein kräftiger Appetit einige Zeit vor der nächsten Mahlzeit ist die Voraussetzung für die Einnahme eines weiteren Essens. Fehlt diese, dann sollte man unbedingt mit dem Essen warten, auch auf die »Gefahr« hin, einmal eine Mahlzeit zu überspringen.

Die Ernährungsreise

Eine Ernährungsumstellung sollten Sie sich bildhaft als eine Reise vorstellen. Unsere F.-X.-Mayr-Ernährungsreise integriert über Entsäuern und Entgiften eine Umstellung zu einem gesünderen Essverhalten in Ihren Alltag mit Beruf und Familie ohne große Zusatzbelastung, damit Sie sich auf Dauer gesund ernähren können. Während der Reise werden Sie ein Gefühl dafür bekommen, was Ihr Körper intuitiv wirklich braucht. Sie werden Ihr eigener Ernährungscoach. Sie sollen anhand des Ernährungskonzeptes jene Ernährungsform finden, bei

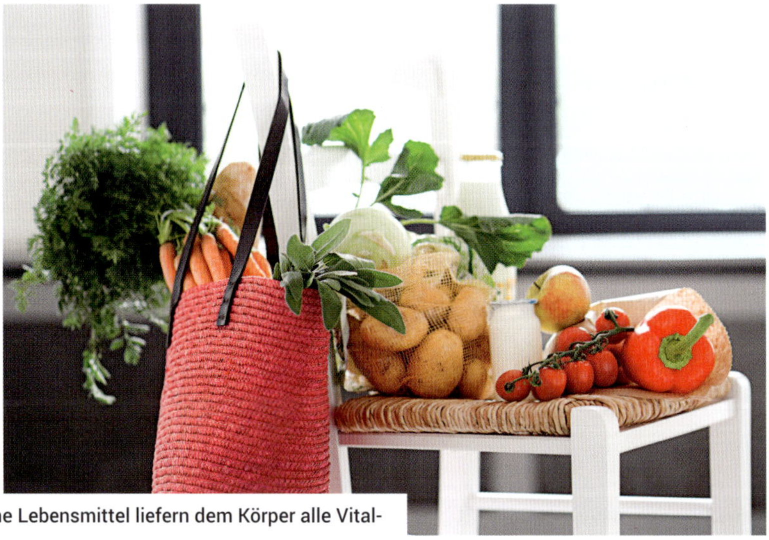

Naturbelassene, heimische Lebensmittel liefern dem Körper alle Vitalstoffe, die er für ein gesundes Leben benötigt.

INFO

Die Ernährungsreise

Einstieg Wahrnehmung Ihres derzeitigen Essverhaltens zum Abstimmen der inneren Bereitschaft

Etappe 1 Drei Tage Entlastungsritual zum Entgiften und Entsäuern

Etappe 2 Eine Basenwoche zur Schonung

Etappe 3 Eine Woche Aufbauprogramm mit Blattsalat und Obst

Etappe 4 Eine Woche Erweiterung mit Vollkornprodukten

Ziel Gesunde Dauerernährung im Sinne einer gesunden vollwertigen Ernährung. Mit individuellen Gestaltungsmöglichkeiten für alle Ernährungstypen und mit vielen, genussvollen Grundrezepturen.

der Sie sich am wohlsten fühlen. Frei nach der Devise: »Wenn man selbst nichts ändert, ändert sich nichts!« Sie werden nach der Reise leichter, gesünder, energiegeladener und aufmerksamer mit sich selbst umgehen. Stellen Sie sich die Ernährungsumstellung also als experimentelle Reise vor, in der wir Sie vom Start bis zum Ziel begleiten. Im Vorfeld wird der Ist-Zustand Ihres derzeitigen Ernährungsverhaltens erhoben. Jede einzelne Etappe kann auch für sich allein genutzt werden und schafft in jedem Fall Erleichterung. So können die im Ernährungsprogramm integrierten reinigenden Entlastungstage auch einzeln immer wieder genützt werden. Nach Bedarf 1-mal pro Woche oder 2-mal pro Monat. Empfehlenswert am Wochenende, um mit mehr Energie in die neue Woche zu starten. Sie schaffen damit körperliche und seelische Erleichterung, und auch der Kopf wird freier.

FÜR ALLE ERNÄHRUNGSTYPEN Sie haben anhand der Grundrezepturen und Tagesprogramme die Möglichkeit, vegetarisch (mit Milchprodukten und Ei) oder vegan (völlig ohne tierische Produkte wie auch Honig, Ei, Kuhmilchprodukten und Käse) zu leben. Weizen und Zucker werden generell weggelassen. Für Mischköstler gibt es in abgeänderter Form nach den Empfehlungen der DGE (Deutsche Gesellschaft für Ernährung) 2-mal pro Woche Fisch und mageres Fleisch zur Wahl mit je einer vegetarischen Alternative dazu.

BEI LEBENSMITTELUNVERTRÄGLICHKEITEN Bei allen Rezepten können Sie bei Bedarf oder medizinischer Notwendigkeit neben dem möglichen Verzicht auf Eier, Kuhmilchprodukte, Weizen und Zucker zusätzlich alles weglassen oder austauschen, was eine Unverträglichkeit von Gluten, Laktose, Fruktose oder Histamin betrifft. Dazu wird bei allen Rezepten extra ein Piktogramm angeführt.

WER IST IHR COACH? Diese Frage ist schnell beantwortet: Sie selbst sind Ihr Coach! Im Vorfeld Ihrer Reise zur Ernährungsumstellung werden Sie zu Ihrem eigenen Reiseberater, zu Ihrem eigenen Reisecoach ausgebildet. Denn wer kennt Sie und Ihre Bedürfnisse besser als Sie selbst? Mit Ihrem Gespür für sich selbst und mit ein paar Anleitungen unsererseits bereiten Sie Ihre geplante Ernährungsreise optimal vor und verhindern somit bereits im Vorfeld ein Scheitern.

PSYCHOTIPPS ALS GEISTIGE HÄPPCHEN Im praktischen Teil dieses Buches werden Sie immer wieder kurze Denkanstöße finden, die den kulinarischen Part mit mentalen Goodies erweitern.

MUT ZUR VERÄNDERUNG Eine Umstellung der Ernährung zu mehr Fitness und Wohlbefinden muss vor allem im Kopf stattfinden und kann ohne Verhaltensänderung nicht erfolgreich funktionieren. Seien Sie aber unbesorgt, Sie müssen nicht Ihren gesamten Lebensrhythmus ändern. Mit Leichtigkeit soll Ihre Umstellung zu einer gesünderen Ernährung auch im Arbeitsumfeld gelingen und Vorurteile, Ängste und Widerstände ausschalten. Ganz nach dem Leitsatz: »Mit mehr Spaß und Mut zu einem neuen Lebensgefühl!«

ALLES NUR EINSTELLUNGSSACHE Nicht die Situationen bestimmen unser Leben, sondern wie wir mit diesen umgehen. Wenn Sie etwas nicht ändern können, was Sie ändern wollen, müssen Sie Ihre Einstellung dazu ändern. Auch ein Ringelspiel bewegt sich, aber eben nur im Kreis und nicht vom Fleck!

ELTERN ALS VORBILD Den Großteil, was Kinder lernen, haben sie von den Eltern abgeschaut. Was für eine Bedeutung hat gemeinsames Essen, was sind die Lieblingsgerichte, welche Ess- und Tischkultur wird vorgelebt, welche Rituale gibt es? Geschmackssinn, Gewohnheiten, Vorlieben und Abneigungen werden

PSYCHOTIPP

Der Mensch ist, wie er isst

Aus den Essritualen der Menschen lassen sich unterschiedliche Ernährungstypen ableiten: Stressesser oder Genussesser, Traditionsesser oder Trendesser, Gesundheitsesser oder »Mir-egal-ob-gesund-Esser«. Allen gemeinsam ist, dass Lebenseinstellung und Essrituale sehr eng miteinander verbunden sind. Die Konsequenz daraus: Eine Ernährungsumstellung kann nur in Verbindung mit einer Modifizierung der jeweiligen Lebenseinstellung dauerhaft erfolgreich sein.

INFO

Ernährungstypen

Zu welcher Ernährungsform fühlen Sie sich intuitiv hingezogen? Finden Sie für sich selbst die ideale Ernährungsform heraus. Probieren Sie und checken Sie Ihr Wohlbefinden. Alle hier im Buch beschriebenen Grundrezepte können entsprechend leicht abgewandelt werden.

Veganer leben völlig ohne tierische Produkte: ohne Fleisch und Fisch, Milchprodukte, Eier und Honig. Bei dauerhafter veganer Ernährung sollten zur Deckung wichtiger Aminosäuren Soja, Getreide oder Hülsenfrüchte mit Kartoffeln kombiniert eingebaut werden. Und es sollten Vitamin B und Eisen substituiert werden.

Ovo-Vegetarier Im Unterschied zu Veganern essen sie Eier.

Lacto-Vegetarier verzichten auf Eier, essen aber Milchprodukte.

Ovo-Lacto-Vegetarier verzichten auf Fleisch und Fisch, essen aber Milchprodukte und Eier.

Pescetarier erlauben sich zwar Fisch, nicht aber Fleisch.

Mischköstler Die Deutsche Gesellschaft für Ernährung (DGE) empfiehlt pro Woche 3-mal Vegetarisches, 2-mal Fisch und bis zu 2-mal Fleisch auf dem Teller.

Flexitarier sind Allesesser, verzichten aber bewusst oft auf Fleisch.

- Eine Ernährung von Früchten (Nüsse, Samen), »wo der Pflanze kein Schaden zugefügt wurde« (Frutarier) bzw. von Lebensmitteln, die roh sind bzw. nicht über 40 °C erhitzt werden (Rohköstler) ist aus der Mayr-Sicht nicht empfehlenswert.

gebildet. Hier wird das Gefühl entwickelt: Zu Hause bei Mami schmeckt alles am besten. Diese Bedeutung des gemeinsamen Essens wird meist erst später, im Erwachsenenalter, als wertvoll erkannt. Und noch etwas: Kinder finden schnell heraus, wie sie die Macht und Kontrolle über das Familiengeschehen bekommen: über das Essen. Reagieren Sie auf Druck nicht mit Gegendruck, sonst wird der Autoritätskampf über das Essen nur noch verstärkt. Bleiben Sie gelassen, essen Sie neben Ihren Kindern interessante Gerichte, wecken Sie bei Ihrem Nachwuchs Neugierde auf gesundes Essen, indem Sie es vorleben!

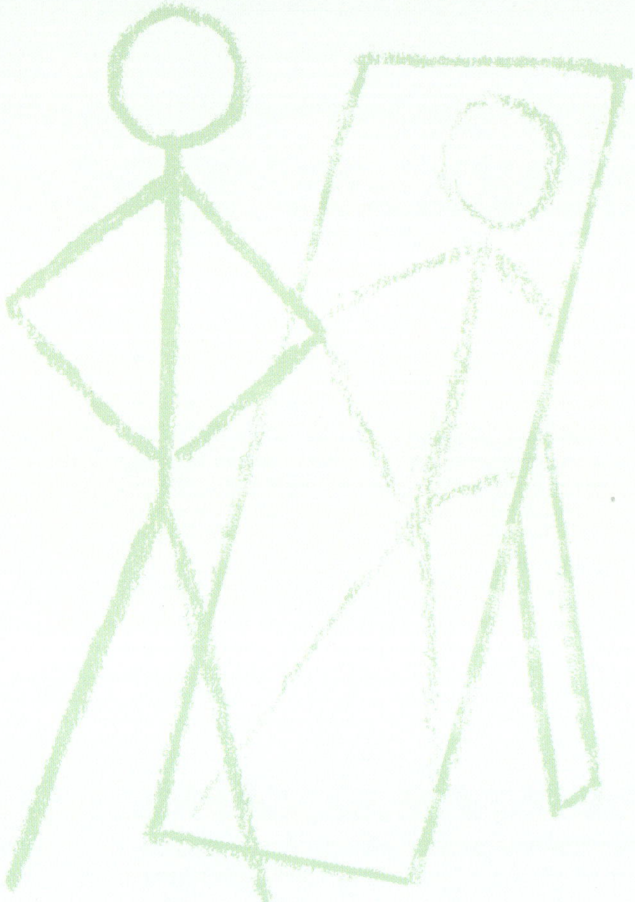

Ausbildung zum Coach Ihrer Ernährungsreise

Eine Ernährungumstellung beginnt mit der
Wahrnehmung des derzeitigen Essverhaltens,
um die innere Bereitschaft zu erkennen,
Verantwortung für das eigene Tun zu übernehmen.

Wecken der Neugier

» In unserer Gesellschaft ist Flexibilität maßgebend. Aussagen wie: »Ich bin eben so wie ich bin und dies schon lange!«, haben Aussterbecharakter. Sich einfach bewusst mal anders zu verhalten, als es das Umfeld gewohnt ist, kann manchmal von großem Vorteil mit garantiertem Überraschungseffekt sein. Dies soll nun nicht heißen, die mühsam aufgebaute Authentizität über Bord zu werfen. Damit ist lediglich gemeint, mit dem Verhalten zu spielen, etwas anderes auszuprobieren, als immer nur das Gewohnte beizubehalten. Wer lernt, Flexibilität in seinem Verhalten zu pflegen, kann folglich auch besser auf mögliche Veränderungen im Leben reagieren. Dasselbe gilt auch für Ihr Essverhalten.

Raus aus der Opferrolle

Viele Menschen klagen über Gewichtsprobleme, über ein Gefühl des Unwohlseins, über Verdauungsprobleme, über unreine Haut oder über Mundgeruch ... aber sie verändern nichts in ihrem Ernährungsverhalten. Diese Unzufriedenheit mit dem eigenen Körper ist unter anderem durch eine groß angelegte aktuelle Studie der WHO (Weltgesundheitsorganisation), durchgeführt in 39 Ländern und Regionen Europas und Nordamerikas, wissenschaftlich durch Zahlen belegt: Schon im Schulalter beklagen 50 Prozent der deutschen Mädchen und ein Drittel der befragten Jungen ihr Körpergewicht. Die Unzufriedenheit mit dem eigenen Körper steigt mit zunehmendem Alter auch an, wobei Frauen mehr betroffen sind als Männer. Dann, wenn sich Menschen zusätzlich als Opfer Ihrer Gene (»Meine Mutter ist ja auch pummelig!«) oder Ihrer Umwelt (»Ich habe untertags keine Zeit für eine Mahlzeit, oder morgens kann ich noch nichts essen, weil ...!«)

fühlen, kann das aufgrund von Resignation zu vermehrter ungesunder Ernährung führen. So nach dem Motto: »Ist eh schon alles egal!« Diese Rolle ist allerdings eine passive und macht uns scheinbar hilflos den gegebenen Umständen gegenüber. Wir entmachten uns selbst dabei, indem wir uns in der Opferrolle suhlen.

INFO

Sie packen Ihren Koffer ...

Eine Ernährungsumstellung ist wie eine Reise in eine neue Welt.

Was brauchen Sie? Einen Ernährungsreiseführer, also dieses Buch.

Auf wie vielen Ebenen reisen Sie? Auf zwei Ebenen:

- auf der handelnden Ebene, indem Sie Ihre Ernährung umstellen,
- auf der mentalen Ebene, indem Sie Ihre Verhaltensänderung psychologisch verankern und sowohl den emotionsgesteuerten Trieben als auch dem verstandgeleiteten Gewissen Raum gewähren.

Was packen Sie in Ihren Koffer? Den Ernährungsreiseführer sowie Lebensmittel und Kochutensilien, die Sie bisher noch nicht in Ihrem Repertoire hatten. Wichtig ist auch Ihr Erste-Hilfe-Paket, um mögliche Hürden auf Ihrem Ernährungsweg zu bewältigen.

Was ist wichtig? Ihre Belohnung! Sie gewähren sie sich zeitnah und passen sie in der Intensität adäquat Ihrem Erreichten und Ihren individuellen Vorlieben an. Klar, was Sie nicht vertragen, lassen Sie weg.

Wer wandert mit? Der Geist von Franz Xaver Mayr. Und gerne jemand aus Ihrem persönlichen Umfeld, der auch vorankommen will.

Ihr Ziel? Na, ganz klar: ein optimales Wohlfühlgewicht, Selbstachtung, Selbstvertrauen und viel Genuss beim Essen!

Do something different!

An dieser Stelle sei Albert Einstein zitiert: »Die Definition von Wahnsinn ist, immer wieder das Gleiche zu tun und andere Ergebnisse zu erwarten.« Also: Werden Sie aktiv und übernehmen Sie Verantwortung für Ihren eigenen Körper. Do something different! Haben Sie Mut, einen neuen Ernährungsweg einzuschlagen! Ihr Körper, Ihr Selbstvertrauen, Ihr Selbstwert und letztendlich Ihre Umwelt werden Ihnen alsbald eine positive Rückmeldung geben.

Erkenntnis: Ernährung ist Kopfsache

Jeder Umstellung im Leben geht eine Frage voran: »Will ich etwas verändern?« Erst dann können erste Schritte gesetzt werden. »Was kann ich tun, um mich möglichst bald besser, lebendiger, aktiver und attraktiver zu fühlen?« Eine Methode zur Ernährungsumstellung soll schnell wirksam sein. Wer will schon ein halbes Jahr herumexperimentieren, bevor sich positive Ergebnisse zeigen!

DENKEN VOR HANDELN Der Prozess der Nahrungsaufnahme beginnt nicht erst im Mund, sondern etwa 10 Zentimeter höher im Kopf. Der Tätigkeit des Essens sind kognitive Abläufe vorgeschaltet: Das Gehirn fragt den Körper, ob er neue Nahrungsenergie benötigt oder ob eine Leckerei den vom Auge ans Hirn geleiteten Reiz bzw. nur Langeweile den Weg in die Küche auslöst. In weiterer Folge denken wir darüber nach, was wir zu uns nehmen wollen. Zuerst denken wir und erst dann handeln wir. Ergo: Einer möglichen Ernährungsumstellung muss eine Reihe von Denkprozessen vorausgehen, um erfolgreich dabei zu sein. Auch die aktive Phase der Umstellung zu einem neuen Essverhalten benötigt einiges an Coaching-Tätigkeit für unser Gehirn. Somit ist für das Gelingen einer Umstellung des gewohnten Essverhaltens eine mentale Auseinandersetzung von wesentlicher Bedeutung, man könnte sagen, der berühmte Blick über den Tellerrand. Dies bedeutet, sich ein Stück mehr über das Thema Ernährung hinaus zu beschäftigen, mit Begriffen wie: Schulung der Wahrnehmung, Aufbau der Motivation, Änderung der persönlichen Einstellung zur Ernährung, der Prozess der Verhaltensänderung, das exakte Planen einer Ernährungsumstellung vom Start bis zum Ziel, das Planen von Etappen durch das Setzen von Meilensteinen. Ganz wesentlich dabei ist die Belohnung für Erreichtes.

Vorbereitung: die Reiseplanung

» Wie bei jeder geplanten Reise, sind auch auf Ihrer Ernährungsreise zu einem veränderten Ernährungsverhalten einige Vorbereitungen notwendig.

Das Ernährungstagebuch

Zur Planung Ihrer Ernährungsumstellung und zur Dokumentation Ihrer Essgewohnheiten empfehlen wir Ihnen, ein Ernährungstagebuch zu führen. Verwenden Sie aber bitte keine von den unzähligen Vorlagen im Internet. Kaufen Sie sich ein Heft Ihrer Wahl und stellen Sie sich darauf ein, Ihre Aufzeichnungen handschriftlich zu verfassen. Das Schreiben mit der Hand hat eine andere Qualität, denn es setzt dadurch andere Denkprozesse frei. Dafür gibt es wissenschaftliche Anhaltspunkte. Beim handschriftlichen Schreiben werden andere Gehirnregionen aktiviert, und irgendwie scheint sich das auch auf die komplexeren geistigen Vorgänge auszuwirken. Durch dieses Zusammenspiel von Gedankenfluss und Schreibbewegung werden neurologische, kognitive und kreativ-emotionale Prozesse eingeleitet. Auch die Ernährungsumstellung beginnt, wie bereits beschrieben, im Kopf, als kognitiver Prozess, der erst durch die Verbindung mit Ihrem emotionalen Erleben einen erfolgreichen Abschluss finden kann. Die Wahrnehmung des eigenen Essverhaltens beinhaltet:

ERKLÄRUNG So ziemlich alles was wir tun und wie wir uns verhalten, ist erlernt. So auch unser Ernährungsverhalten, das in den ersten Jahren unseres Lebens geprägt wird. Alles was erlernt ist, kann aber auch umgelernt werden, und wenn wir etwas verlernt haben, können wir es wieder neu erlernen. Diese Form von Lernen muss aber vom gewohnten »Pauken« unterschieden werden. Dieses Lernen erfolgt über die Wahrnehmung und genaue Beobachtung von uns selbst in jenen Situationen, in welchen wir bei uns etwas verändern wollen.

ANLEITUNG Um nun etwas in unserem Essverhalten zu verändern, müssen wir uns in unserer momentanen Situation zuerst einmal genau beobachten. Wir müssen wahrnehmen und in uns hineinspüren, wie wir uns hinsichtlich unserer Nahrungsaufnahme verhalten. Diese Phase, als Vorstufe in ein neues Ernährungsverhalten, soll sich im Idealfall über eine Woche (fünf Werktage und ein Wochenende) ausdehnen. Sie werden bald merken, was Sie bisher alles übersehen haben, wie wenig Sie eigentlich über Ihre tatsächlichen Ernährungsgewohnheiten wissen und wie stark Ihr Körper auf Ihre Ernährungsrhythmen und Essrituale reagiert und Ihnen auch Rückmeldung gibt.

WICHTIGER HINWEIS Versuchen Sie, Ihre Beobachtungen nicht emotional zu bewerten. Diese Gefühlsdistanz ist die Voraussetzung jeder Wahrnehmung. Sie sind Ihr eigener Forscher, nicht Ihr Ankläger oder gar Richter!

BEISPIEL Sie würden während Ihrer Tätigkeit am PC eine Tafel Schokolade essen. Versuchen Sie zu beobachten, wie Ihr Körper darauf reagiert hat. Was nehmen Sie wahr: Müdigkeit oder Wachheit, Völlegefühl oder ein vermehrtes Verlangen nach etwas Süßem, Entspannung oder Unruhe ... Diese Wahrnehmungen notieren Sie sodann kurz. Beim Auftreten möglicher Gefühle wie schlechtes Gewissen, Ärger, Schuld oder gar Scham, verwerfen Sie diese.

UNTERSTÜTZUNG Zur Gewährleistung einer effizienten Selbstbeobachtung und Wahrnehmung Ihrer Essrituale steht Ihnen eine Beobachtungsliste zur Verfügung (Abbildung Seite 24), die Sie durch mögliche Ergänzungen beziehungsweise Abänderungen auf Ihre Person abstimmen sollten.

EMPFEHLUNG Beschränken Sie sich auf kurze Notizen, auf Schlüsselwörter. Durch die Verschriftlichung Ihrer Wahrnehmungen können Sie die einzelnen Tage besser untereinander vergleichen, und Wesentliches kann nicht übersehen werden beziehungsweise in Vergessenheit geraten. Diese Aufzeichnungen sollen Ihnen in den folgenden Phasen Ihrer gewünschten Ernährungsumstellung helfen.

FAZIT Nach dieser Phase der Selbstbeobachtung und der Sichtung der Antworten in der Beobachtungsliste sollten Sie sich die Frage stellen: »Fühle ich mich hinsichtlich meines momentanen Essverhaltens wohl?« Wenn Sie diese Frage positiv beantworten können ... Gratulation! Freuen Sie sich und leben Sie einfach so weiter! Oder haben Sie sich hierbei etwa gerade selbst belogen? Müssen Sie sich vielleicht doch eingestehen, dass Ihr derzeitiges Essverhalten eine Veränderung notwendig hat? An dieser Stelle können Sie mit Motivation, Mut und Freude die nächsten Schritte Ihrer Ernährungsumstellung planen und ausführen.

INFO

Beobachtungsliste

zur Wahrnehmung des eigenen Essverhaltens

Fragen	Notizen
Wie viel Zeit vergeht zwischen dem Aufstehen und der ersten Aufnahme einer festen Nahrung?	
Was esse ich in der Regel zuallererst am Tag?	
Wie fühle ich mich nach der ersten Nahrungszufuhr (voll, angenehm, müde, Herzklopfen, Schwitzen, Kältegefühl …)?	
Wie lange etwa hält mein Sättigungsgefühl an?	
Warum esse ich? (natürlicher Hunger, Heißhunger, emotionaler Hunger)	
Wann am Tag nehme ich eine weitere Mahlzeit zu mir?	
Setze ich Zwischenhappen ein?	
Wann ist meine letzte Mahlzeit?	
Wie viel Zeit vergeht zwischen letzter Nahrungsaufnahme und dem Zu-Bett-Gehen?	
Habe ich nachts Hunger?	
Welche Lebensmittel zählen zu meinen Favoriten?	
Bei welchen Lebensmitteln merke ich unangenehme körperliche Reaktionen (Schwitzen, Völlegefühl …)?	
Wie oft kaue ich?	
Wie viel und was trinke ich über den Tag verteilt?	
Trinke ich viel dazu, während ich esse?	
Was mache ich während des Essens noch (fernsehen, telefonieren, am Computer spielen, Zeitung lesen, Buch lesen …)?	
Esse ich häufiger allein oder oft mit Familienmitgliedern und/oder KollegInnen und Freunden?	
Wie viel Süßes brauche ich so über den Tag verteilt?	
Habe ich nach dem Essen häufig ein schlechtes Gewissen?	
Wie gerne koche ich selbst und wie viel Zeit nehme ich mir dazu?	
Ist mein tägliches Ernährungsverhalten von Tag zu Tag ähnlich oder sehr unterschiedlich?	
Wie unterscheiden sich meine Essrituale an Werktagen von jenen am Wochenende?	
Eigene Beobachtung:	

Motivation

Die Motivation ist ein Prozess, der ein zielgerichtetes Verhalten auslöst und in weiterer Folge auch aufrechterhält. Dieser Prozess stellt Mut und Freude bereit, die jeweils nächsten Schritte einer Ernährungsumstellung zu planen und auszuführen. Lassen Sie sich einfach darauf ein, experimentieren Sie, lassen Sie Neues wirklich zu.

Die W-Fragen zur Motivation

WARUM wählen wir Menschen in bestimmten Lebenssituationen Handlungen aus, beginnen diese und halten sie aufrecht und brechen sie nicht ab? Weil wir den dafür notwendigen Antrieb haben, wir sind motiviert.

WIE aber motivieren Sie sich zu gesundheitsfördernden Maßnahmen? Welche Motivationsimpulse haben Sie in Ihrem Fundus und können daraus wählen?

WELCHE unbewussten Mechanismen behindern Sie, sich zu verhaltensändernden Maßnahmen zu motivieren?

WAS motiviert Sie? Was sind Ihre Beweggründe, was treibt Sie an, den Pfad des Gewohnten zu verlassen, um etwas Neues auszuprobieren, ein neues Ernährungsverhalten zu entwickeln und sich darauf auch einzulassen?

WELCHE Attribute begleiten Sie auf diesem Weg und führen zum Erfolg?

MOTIVATIONSÜBUNGEN

Vom Ziel zum Start

Machen Sie es sich bequem und schließen Sie die Augen. Stellen Sie sich nun vor, Sie stehen im Ziel Ihrer Reise zur Ernährungsumstellung. Sie haben alle Umstellungsphasen durchlaufen und ernähren sich bereits dauerhaft nach dem neu gewählten Ernährungskonzept. Sie haben Ihr verändertes Ernährungsverhalten problemlos in Ihren Lebensalltag integriert. Wie fühlt es sich an, etwas erreicht zu haben, durchgehalten zu haben? Spüren Sie zum Ziel hin, nehmen Sie diese positiven Erfolgsgefühle und Ihr neues Körpergefühl wahr. Genau dieses Erfolgsgefühl nehmen Sie nun als Motivationskick mit zum Start. Immer wenn auf Ihrer Ernährungsreise Zweifel, Hürden oder Widerstände auftreten, halten Sie inne und führen Sie diese Übung durch.

Daraus ergibt sich

DIE NEUGIERDE Was gibt es noch anderes als das ewig Gewohnte?
DER MUT Ich traue mir zu, es zu wagen, mich in eine neue, wenn auch mit Unsicherheiten verbundene Phase zu begeben.
DIE BEGEISTERUNG Als Dopingmittel auf dem Weg zum Ziel.
DIE EIGENVERANTWORTUNG Ich bin selbst verantwortlich für meine Erfolge, aber selbstverständlich auch für meine Misserfolge.
DAS DURCHHALTEVERMÖGEN Ich lasse mich von meinem Vorhaben nicht abbringen, auch wenn Hürden zu überwinden sind, auch wenn es mal nicht so klappt.
DIE ZUVERSICHT Ich muss, ich kann, ich will!
DIE FREUDE Die Stimmung steigt, und ein Frohgefühl tut sich auf, wenn erste Erfolge spürbar werden.
DIE ENERGIE Mein eigener Antrieb wird genährt von den einzelnen kleinen erzielten Erfolgen und pusht mich weiter.
DER SPASS Es ist lustig zu experimentieren und jeder kleine Erfolg erzeugt ein Frohgefühl.
DIE FREIHEIT DER EIGENVERANTWORTUNG! Wenn ich frei und selbstständig handeln will, dann geht das nur, wenn ich für mein Wohlbefinden selbst die Verantwortung übernehme.

Letztendlich

Ihre Selbstverantwortung ist ein zu schützendes Attribut: Allein dies ist doch Motivation genug, oder?

Vom Start zum Ziel

Nach den getroffenen Reisevorbereitungen – das Anschaffen Ihres Reisetagebuches, das Wahrnehmen Ihres gegenwärtigen Essverhaltens und der Aufbau von ausreichend Motivation– können Sie nun Ihre Ernährungsreise starten (siehe Kasten rechts).
Sie begeben sich nun auf den Weg zu Ihrer Ernährungsumstellung. Im Gepäck die Motivation, etwas in Ihrem Leben verändern zu wollen, etwas Neues ausprobieren zu wollen. Wohlwissend, dass Sie auch einiges an Ballast mitzuschleppen haben: nämlich Ihre Gewohnheiten, Ihr möglicherweise skeptisches soziales Umfeld und Ihren beruflichen wie privaten Alltag. Außerdem: Was kann schon passieren, wenn Sie den Mut als Ihren Reiseanführer nominiert haben? Gehen Sie die neue Aufgabe an und starten Sie jetzt!

INFO

Die Ernährungsreise

Denken Sie positiv und sehen Sie das Ziel ganz nah vor Augen. Deshalb ist diese Übersicht so aufgebaut, dass das Ziel, Ihre dauerhafte persönliche Ernährungsumstellung, ganz oben steht. Der Weg beginnt aber vorher (also unten stehend) und führt Sie über Hürden und Erfolgserlebnisse zum Ziel.

Ziel

Ernährungsumstellung

- Sie haben Ihr Gewicht optimiert.
- Sie empfinden das Gefühl des inneren Körperliftings.
- Sie erleben eine Steigerung des Selbstwertes und des Selbstvertrauens, weil ein Vorhaben geschafft und ein Ziel erreicht wurde.
- Sie nehmen eine Steigerung der körperlichen und psychischen Widerstandsfähigkeit wahr.

Unterwegs

Hürden, Widerstände

- Der innere Schweinehund meldet sich, Kampf zwischen Lüsten und dem Gewissen.
- Das unmittelbare soziale Umfeld behindert Ihr Vorhaben.
- Der berufliche Alltag ist voll mit Terminen.
- Ihre Work-Life-Balance gerät ins Schwanken, weil Veränderungen anstehen.

Aber auch Meilensteine

- Jede der einzelnen Etappen ist ein Teilziel der gesamten Reise.
- Jede der Etappen steht für sich.
- Nach jeder Etappe belohnen Sie sich.
- Sie bauen dazwischen immer wieder Sondergenusstage ein, sozusagen als Rastplätze auf Ihrem Weg zur Ernährungsumstellung.

Start

Status quo

- Sie sind mit Ihrem Körpergewicht nicht zufrieden und möchten Ihren BMI optimieren.
- Sie spüren, dass Ihre aktuellen Ernährungsgewohnheiten Ihr Wohlbefinden negativ beeinflussen.
- Ihre bevorzugten Nahrungsmittel entsprechen eigentlich nicht Ihrem persönlichen Anspruch nach hoher Qualität.
- Sie haben Ihre gewohnten Gerichte bereits satt.

Der Prozess: Ihre Ernährungsreise

» Wir können mehr Lebensfreude durch eine Änderung unserer Gewohnheiten entwickeln. Wenn uns die alten nicht mehr froh machen, müssen wir diese durch neue ersetzen. Das impliziert für den Bereich unserer Essgewohnheiten den Versuch, ein neues Ernährungskonzept auszuprobieren.

Raus aus der Gewohnheitsfalle

Ernährung ist eine Sache der Gewohnheit. Beobachten Sie Familien in Ihrem Umfeld. Jede soziale Gruppe hat ihre bestimmten Gerichte, welche in regelmäßigen Abständen auf den Teller kommen, sozusagen im Rhythmus. Mit einem neuen Gericht durchbricht die Köchin oder der Koch diesen Rhythmus. Passiert dies aber wiederholt, wird dieses neue Gericht ein Teil des gewohnten Rhythmus. So müssen Sie auch bei Ihrer Ernährungsumstellung vorgehen. Neues schrittweise und mit vielen Wiederholungen in Gewohntes einführen und integrieren. Wenn wir in unserem Alltag mit unseren Ritualen und Gewohnheiten unzufrieden sind, etwas ändern wollen, dann gehen wir dies oft viel zu schnell oder zu kompliziert an. Damit riskieren wir, dass wir Vorhaben abbrechen oder sehen schon im Vorfeld so viele Hürden, dass wir es dann gleich bleiben lassen. Wobei diese Hindernisse hauptsächlich von uns selbst aufgestellt werden.

Veränderung step-by-step

Wir Menschen brauchen einen gewissen Anstoß, um aktiv Verhaltensänderungen durchzuführen. Veränderung braucht allerdings etwas Zeit und viele kleine Schritte. Wir haben Verhaltensmuster über viele Jahre erlernt, nun müssen wir uns etwas Zeit zum Umlernen geben. Kleine Schritte geben die Chance für Zwischenerfolge, welche uns dann motivieren, im Veränderungsprozess fortzufahren. Eine Verhaltensänderung erfolgt in Stufen, wie Sie es bestimmt schon des Öfteren gehört oder gelesen haben: step-by-step zum Ziel.

Die versperrte Tür

Zwei bedeutsame, die Menschen steuernde Kräfte möchten sich Ihnen vorstellen: unser Trieb und unser Gewissen. Für das Streben, ständig unsere unterschiedlichen Bedürfnisse und Lüste zu befriedigen, ist unser unersättlicher Trieb zuständig, welcher eine angeborene, uns unbewusste Kraft ist. Um diesem Nimmersatt Einhalt zu gebieten, stemmt sich diesem das Gewissen entgegen, eine uns bewusste Macht, die sich über unsere Erziehung und Sozialisation entwickelt. Somit können wir den Trieb – emotionsgesteuert – als innere Kraft und das Gewissen – verstandgesteuert – als äußere Kraft bezeichnen. Diese beiden Kräfte sind maßgebend beim Treffen von Entscheidungen. Zwischen diesen beiden Mächten stellen Sie sich nun eine verschlossene Tür vor. Gelüste treiben dahinter ihr Unwesen, und unser Gewissen steht machtlos davor. Denken Sie während der gesamten Reise Ihrer Ernährungsumstellung an diese versperrte Tür, um den Schlüssel zu ihrem Schloss dann fest in der Hand halten zu können.

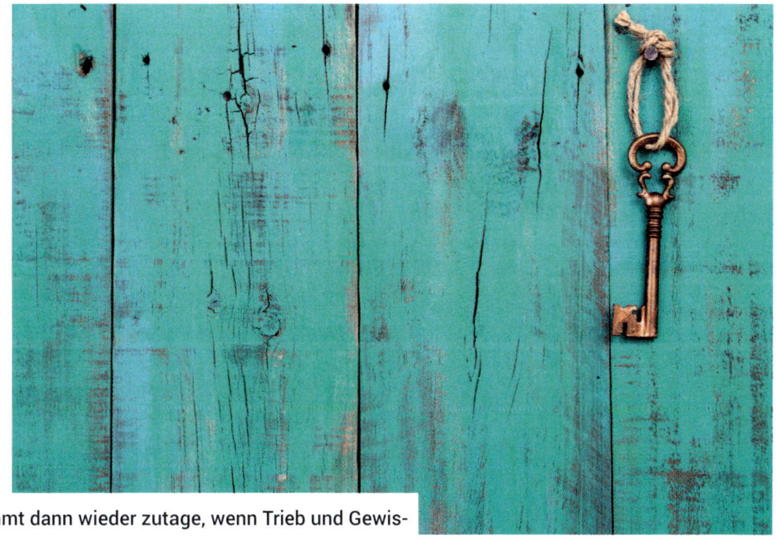

Die Lust am Genuss kommt dann wieder zutage, wenn Trieb und Gewissen, bei geöffneter Tür, einander begegnen.

Zwischen Bedürfnissen und dem Gewissen

In der Regel sind die Menschen entweder verstärkt trieb- oder vermehrt gewissengesteuert. Beobachten Sie sich doch einmal selbst und versuchen Sie, den regelmäßigen Kampf zwischen Ihren triebgesteuerten Bedürfnissen und dem darüber mit dem Zeigefinger wachenden Gewissen wahrzunehmen. Versuchen Sie dabei dann aber auch, beiden Kräften Raum zu schenken. Denn beide Kräfte machen Ihre Persönlichkeit aus und sollten ein harmonisches Miteinander bilden. Dieses führt von unkontrolliertem Drang oder von zu strengen Prinzipien zu einem genussvollen Umgang mit den Verführungen des Lebens. Im Idealfall halten sich diese beiden Kräfte die Waage, und es wird ein Kompromiss gefunden.

Ein schwieriges Erbe

Um aus dem Kampf zwischen Trieb und Gewissen herauszukommen ist es wichtig, die Motive der beiden Kräfte zu verstehen. Diese haben unterschiedliche Wurzeln. Unsere Triebe, wie etwa die Nahrungszufuhr oder die Fortpflanzung, als Erbe früherer Phasen der Evolution, sichern unser Überleben und sind dadurch auch sehr lustorientiert: Essen, sobald es zur Verfügung steht, Fortpflanzung zur Sicherung der Nachkommenschaft, wann immer sich die Möglichkeit dazu ergibt. In unserem gegenwärtigen Lebensraum jedoch steht uns Nahrung überall und zu jeder Tageszeit zur Verfügung, und die Fortpflanzung hat ihren Stellenwert im Laufe der Evolution auch modifiziert. Das triebhafte Wesen in uns hinkt dieser Entwicklung aber etwas nach. Genau aus diesem Grund, als Wächter, Polizist, wie auch immer Sie es nennen möchten, haben wir ein Gewissen entwickelt, angepasst an die äußeren Lebensumstände, welches auf unsere unbewussten Mechanismen achtgibt. Immer wieder kämpft unser Gewissen an der verschlossenen Tür zu unseren Trieben um Einlass. Mit diesem Wissen im Hintergrund können Sie die Stadien einer Verhaltensänderung besser nachvollziehen.

PSYCHOTIPP

Im Rhythmus

Leben ist geprägt von Rhythmik. In der Natur und im Lebensalltag geben Rhythmen Stabilität, Ausgeglichenheit und Sicherheit. So sollte auch die Nahrungsaufnahme einer gewissen Regelmäßigkeit unterliegen: Essen Sie regelmäßig 3-mal täglich und immer zur selben Zeit.

Die Phasen der Verhaltensänderung

»Trieb und Gefühle, Gewissen und Verstand: Auf Ihrem Weg zu einem veränderten Ernährungsverhalten werden Sie auch sich selbst mit Ihren psychischen Vorgängen weit über die Thematik Ernährung hinaus besser kennen und verstehen lernen.
Verhaltensänderung vollzieht sich bei allen Menschen gleich, in einzelnen Phasen oder Schritten. Egal ob es eine Person betrifft, welche nur für sich selbst verantwortlich ist, oder eine berufstätige Frau mit Familie. Innerhalb jeder Phase sind Hürden zu überwinden, um nächste Schritte einzuleiten bzw. den Prozess der Verhaltensänderung, hier für Sie verknüpft mit der bildhaften Vorstellung der Trieb-Gewissenstüre, voranzubringen.
Wir möchten Sie nicht mit psychologischen Theorien belasten, soll dieses Buch doch ein anwendungsbezogenes sein. Aber um Ihre Reaktionen im Prozess Ihrer geplanten Verhaltensänderung besser verständlich zu machen, ist dies hilfreich. Etwa damit Sie lernen, mögliche Krisen und Widerstände rechtzeitig abzuwehren bzw. zu meistern. Sie müssen wissen, in welchem Stadium des Prozesses der Verhaltensänderung Sie sich gerade befinden, um sich dementsprechend weiter zu motivieren.

Der Weg durch die Stadien der Verhaltensänderung

Interessant ist auch die Tatsache, dass Verhaltensänderung eigentlich schon vor tatsächlicher Beabsichtigung beginnt, im »Stadium der Absichtslosigkeit«. Stellen Sie sich zwischen Ihrem äußeren Bewussten (Verstand, Gewissen) und Ihrem inneren Unbewussten (Emotionen, Trieb) diese verschlossene Tür vor, die von außen nicht zu öffnen ist. Eine Veränderung kann zwar von außen angeregt,

INFO

Verhaltensänderungen

Phasen der Verhaltensänderung*	Das Bild mit der Tür vor Augen haben!	Ebenen der Annährung
1) Absichtslosigkeit (Precontemplation)	Die Tür zwischen beiden Kräften, dem Trieb und dem Gewissen, ist verschlossen.	Ignoranz
2) Absichtsbildung (Contemplation)	Unser Gewissen studiert den Türöffner, es läutet an oder klopft, unser Trieb stellt sich taub.	Neugier
3) Vorbereitung (Preparation)	Das Gewissen beschafft sich Werkzeuge zum Öffnen der verschlossenen Türe.	Planung
4) Handlung (Action)	Die Türe öffnet sich sachte, unsere unbewussten Triebe und unser Verstand treten in Interaktion, sie versuchen zu kooperieren.	Aktion
5) Aufrechterhaltung (Maintenance)	Die Gefahr von Rückfällen ist groß, die Türe ist geöffnet, kann aber jederzeit wieder zufallen, es fehlt der Schlüssel zum Wiederöffnen.	Annäherung Krise
6) Abschluss – Ziel (Finalisation)	Unsere Gefühle und unser Verstand arbeiten im Team, im gegenseitigen Vertrauen. Der Schlüssel zum jederzeitigen Öffnen der Tür ist vorhanden.	Balance

*nach Prochaska & DiClemente

es kann angeklopft oder angeläutet werden, aber nur von innen, aus Überzeugung, in Gang gesetzt werden. Alle noch so guten Motivatoren und Bemühungen bleiben von außen ergebnislos, wenn sich ein Teil von Ihnen innen gegen die Tür stemmt.

Auf die Plätze ... fertig ... los!

Die erste Phase zur Ernährungsumstellung ist wohl die schwierigste, weil bei vielen von uns Menschen generell die Gefühle und unbewussten Triebe gegenüber dem Verstand und Gewissen die stärkere Macht sind. Würden Sie sich sonst gegen eine Ernährungsumstellung zugunsten Ihrer Gesundheit und Ihres Wohlbefindens stellen? Schauen wir uns nun die einzelnen Schritte der Verhaltensänderung etwas genauer an: vom roten Stopp an der Ampel am Weg Ihrer Ernährungsreise über Gelb zu Grün, zum Fortsetzen der Reise. Coachen Sie sich selbst immer weiter!

1 – Die Absichtslosigkeit

»Zugegeben – Touché: Ich weiß es selbst doch schon lange, dass mein Ernährungsverhalten optimiert werden sollte, hatte aber bis jetzt noch keine Absicht, etwas zu tun. Mein Verstand sagt es mir, aber irgendetwas, ich kann es nicht definieren, sperrt sich dagegen.«

»Mein Gewissen steht vor einer versperrten Tür zu meinen Gelüsten.«

HÜRDEN Die erste zu überwindende Hürde ist der Widerstand gegen das wohl schon erkannte Problemverhalten. Ihnen fehlt noch die Intention, dies in der nächsten Zeit zu ändern.

WAS TUN? Stellen Sie sich folgende Fragen und beantworten Sie sich diese selbst:

- Wie wirkt sich mein derzeitiges Ernährungsverhalten auf mein Befinden aus (Benutzen Sie dafür Ihre Erkenntnisse aus der Wahrnehmung Ihres derzeitigen Essverhaltens)?
- Wie wirkt sich mein Ernährungsverhalten bei Personen aus, die mir wichtig sind (Beispiel Fertiggerichte für die gesamte Familie)?
- Was wäre der Gewinn, wenn ich mein Essverhalten stufenweise verändern würde? Wie sähe mein Leben dann aus?

TEILZIEL Von der Ignoranz zur Neugier

Durch die Beantwortung meiner Fragen schaffe ich ein Problembewusstsein und mein Interesse wird geweckt.

IM STADIUM 1 DER VERHALTENSÄNDERUNG sind Sie noch weit entfernt, etwas zu verändern. Sie denken noch nicht konstruktiv darüber nach und Sie ignorieren jegliche Form eines Ratschlags. Sie zeigen kein aktives Interesse an Veränderung.

2 – Die Absichtsbildung

»Ich denke erstmals darüber nach, irgendwann mein nicht gerade optimales Essverhalten zu verändern. Zumindest fange ich an, mich bewusst mit meinem möglichen Risikoverhalten auseinanderzusetzen.«

»Ich beginne zumindest einmal den Türöffner zwischen meinen gefühlsgeleiteten Lüsten und dem verstandgesteuerten Gewissen zu studieren.«

HÜRDEN Sie verdrängen die Vorteile einer Veränderung, rein aus Bequemlichkeit den gewohnten Ernährungspfad zu verlassen. Als Ausrede muss dann Ihr persönliches Umfeld (Familie, Beruf) herhalten: »Ich will nicht doppelt kochen!«, »Ich habe keine Mittagspause!«, »Mir bleibt keine Zeit für das Frühstück wegen dem familiären Stress am Morgen!« Und vieles mehr … Sie trauen sich den Schritt noch nicht so ganz zu.

WAS TUN? Stellen Sie sich folgende Fragen und beantworten Sie sich diese wieder:

- Welche Vorerfahrungen habe ich mit Veränderungsprozessen?
- Welche Schwierigkeiten fürchte ich bei einer Veränderung meiner Ernährung?
- Welche schwierigen Lebensphasen habe ich bereits gemeistert?
- Welche Vorteile sehe ich in einer Veränderung meines Essverhaltens?
- Welche persönlichen Ziele kann ich damit erreichen?

TEILZIEL Von der Neugier zur Planung
Ich motiviere mich zur Veränderung, indem ich die Vorteile erkenne. Meine Angst verliere ich, indem ich Vorerfahrungen aus meinem Leben, wo ich Veränderungen gut geschafft habe, in Erinnerung rufe.

IM STADIUM 2 DER VERHALTENSÄNDERUNG strecken Sie, wenn noch etwas zaghaft, Ihre Fühler aus, beobachten Ihr Essverhalten genauer und werden auf alternative Ernährungsformen neugierig.

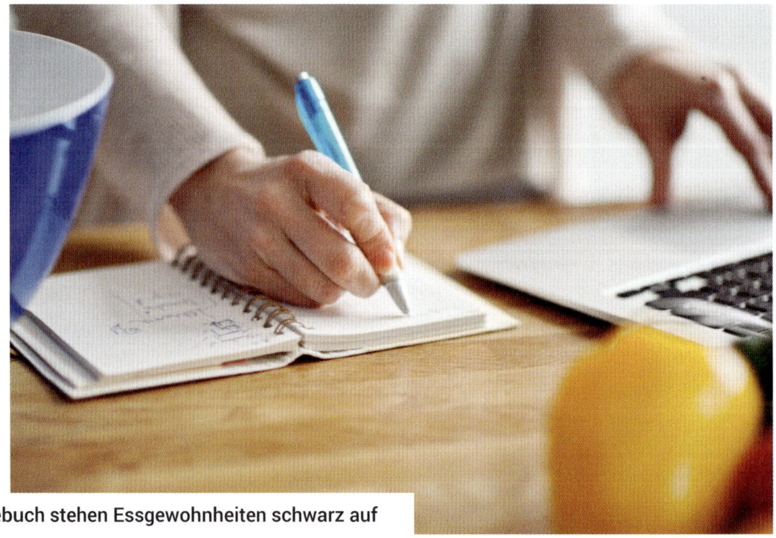

In einem Ernährungstagebuch stehen Essgewohnheiten schwarz auf weiß. Dies dient der Bewusstseinswerdung des eigenen Verhaltens.

3 – Die Vorbereitung

»Ich plane bereits konkret, demnächst mein problematisches Verhalten zu ändern und ich unternehme bereits erste Schritte dazu. Ich beschaffe mir Werkzeug zum Öffnen der versperrten Tür zwischen meinen Trieben und meinem Gewissen: Meine verstandgeleiteten Argumente sind meine Motivatoren. Meine Motivation ist hoch. Das nutze ich!«

HÜRDEN Das soziale Umfeld reagiert negativ auf Ihre Pläne, und Sie fallen möglicherweise zurück in eines der beiden Vorstadien. Sie zweifeln, ob das geplante zu erprobende Ernährungskonzept auch das richtige für Sie ist.

WAS TUN? Beantworten Sie sich folgende Fragen:

- Was will ich ab sofort erproben?
- Was kann schon groß schiefgehen?
- Wie gestalte ich meinen Handlungsplan?
- Welche Hilfe und Unterstützung brauche ich?

TEILZIEL Von der Planung zur Aktion

Durch den Wechsel von den passiven Phasen des Abwägens und Nachdenkens in die Aktivität, ins Handeln, fördere ich das Vertrauen in meine eigenen Fähigkeiten, etwas in meinem Alltag verändern zu können, ohne mich und auch mein Umfeld zu sehr aus der gewohnten Alltagsbahn zu werfen.

IN DIESEM STADIUM 3 IHRER VERHALTENSÄNDERUNG halten Sie bereits dieses Buch in Ihren Händen. Sie lesen darin und beginnen Ihre Ernährungsreise zu planen. Sie lesen sich ein und bilden sich nach Anleitung als Ihr eigener Ernährungscoach aus.

4 – Die Handlung

»Ich befinde mich nun mitten im Prozess der Ernährungsumstellung. Das ist dann, wenn ich bereits mehr als die drei Entlastungstage durchgehalten habe. Somit bewege ich mich kontinuierlich in Richtung des erwünschten Essverhaltens. Ich verändere meine eigenen Verhaltensweisen und integriere diese in meine vorherrschenden Alltagsbedingungen.«

Die zuvor fest verschlossene Tür öffnet sich einen Spalt: Trieb und Gewissen, Emotionen und Verstand begegnen einander.

HÜRDEN Es fällt Ihnen schwer, Ihr neues Ernährungskonzept in Ihren Alltag zu integrieren. Es nervt Sie, dass Sie derzeit so viel Gedanken an Ihre Ernährung verwenden, dass Sie versucht sind, aufzugeben.

WAS TUN? Stellen Sie sich folgende Fragen und beantworten Sie sich diese:

- Was habe ich bereits erreicht und worauf kann ich stolz sein?
- Was hat mir bisher geholfen?
- Wie reagiere ich auf Schwierigkeiten und Hindernisse?
- Wer unterstützt mich?
- Wie belohne ich mich?

TEILZIEL Von der Aktion über mögliche Krisen zur Annäherung
Mit jedem Tag auf der Reise verstärke ich das Vertrauen in mich selbst. Durch die Mobilisierung sozialer Unterstützung trainiere ich meine soziale Kompetenz.

IM STADIUM 4 IHRER VERHALTENSÄNDERUNG sind Sie bereits aktiv unterwegs. Sie haben mindestens die drei Entlastungstage absolviert, mit möglicherweise einigen Schwierigkeiten, das neue Ernährungskonzept in Ihren Alltag zu integrieren.

5 – Die Aufrechterhaltung

»Ich haben seit einem längeren Zeitraum mein unerwünschtes Essverhalten aufgegeben und ernähre mich (uns) nach meinem frei gewählten Ernährungskonzept. Rückfälle sind möglich: Die Tür zwischen Lüsten und Gewissen fällt manchmal wieder zu, aber ich kenne bereits den Öffnungsmechanismus.«

HÜRDEN Da Sie jetzt schon lange durchgehalten haben, ist die Angst, in Ihre alten Ernährungsmuster zurückzufallen, sehr groß.

WAS TUN? Stellen Sie sich nun folgende Fragen und beantworten Sie sich diese:

- Welche Vorteile meiner neuen Lebensweise fallen mir besonders auf?
- Was hat mir bisher am besten geholfen, mein Vorhaben durchzuziehen?
- Wie soll ich mit Rückfällen umgehen?

TEILZIEL Von der Annäherung zur Balance
Ich habe einen konstruktiven Umgang mit Rückfällen gefunden.

NACH STADIUM 5 DER VERHALTENSÄNDERUNG haben Sie bereits alle Etappen Ihrer Ernährungsreise durchlaufen. Sie haben es geschafft, Ihr optimiertes Essverhalten an Ihren Lebensalltag anzunähern. Mögliche Rückfälle in ein vorhergehendes Stadium sind die Norm und daher nicht besorgniserregend. Einfach dranbleiben!

6 – Das Ziel

Nun können Sie mit Stolz sagen: »Ich habe es geschafft!« Sie sind am Ziel Ihrer Ernährungsreise angelangt. Sie haben den Prozess der Veränderung Ihres Essverhaltens zum Abschluss gebracht. Sie haben das von Ihnen als Belastung empfundene Ernährungsverhalten dauerhaft aufgegeben. Das neue Verhalten ist verinnerlicht und wird mühelos aufrechterhalten – die Tür zwischen Trieb und Gewissen bleibt geöffnet: Unsere Lüste mit den Emotionen als Assistenten und das Gewissen mit dem Verstand als Berater agieren in gegenseitiger Akzeptanz. Ihre Triebe und Ihr Verstand halten sich gegenseitig die Waage. Sie ernähren sich mit Freude und Verstand, fühlen sich wohler und gesünder. Genau das nennt sich erfolgreiche Verhaltensänderung zu mehr Genuss und Lebensfreude.

Fazit

Durch das Kennenlernen dieser Prozesse, die jede Verhaltensänderung begleiten, sehen Sie, welche Mechanismen und Fallstricke damit einhergehen. Realistischerweise kann man von einer dauerhaften Verhaltensänderung, in Ihrem Fall ein neues Ernährungsverhalten, erst dann sprechen, wenn Sie Ihr Zielverhalten mindestens 6 Monate beibehalten. Durch deren Aufdeckung können Sie im Nachhinein bestimmt auch besser verstehen, warum wir im Leben so oft Veränderungspläne wieder verwerfen und uns selbst dann noch als inkonsequent bezeichnen. Dabei hängt jeder Erfolg nur vom richtigen Angehen und Planen ab. Eigentlich ganz easy ... oder? Beachten Sie also Folgendes:

- Führen Sie Ihr Ernährungstagebuch schriftlich!
- Bewerten Sie Rückfälle in ein Vorstadium nicht zu hoch, nehmen Sie diese aber trotzdem ernst und starten Sie von dort aus erneut.
- Belohnen Sie sich nach jedem geschafften Teilziel!

Sie werden sehen, dass Sie durch den positiven Einfluss der Ernährungsumstellung auf das körperliche Wohlbefinden und durch die Auseinandersetzung mit dem Prozess der Verhaltensänderung auch Ihre Psyche stärken.

PSYCHOTIPP

Protokoll führen

Vergessen Sie nicht, Wesentliches in Ihrem Ernährungstagebuch festzuhalten. Von ganz besonderer Bedeutung sind Ihre Erfolge auf dem Weg zu einem veränderten Ernährungsverhalten. Denn genau diese steigern Ihre Motivation und bestärken Sie, mit Ihrer Ernährungsreise fortzufahren. So kommen Sie Schritt für Schritt dem Ziel näher.

Die Belohnung

»Ein wichtiges Hilfsmittel für das Überwinden von Hürden sind Belohnungen. Die Aussicht auf eine Belohnung treibt uns an, durchzuhalten und von uns Vorgenommenes auch durchzuziehen.

EINGRIFF IN DIE EVOLUTION Sogar unser Körper hat ein eigenes Belohnungssystem eingebaut und zwar in Form von Hormonen, wie z. B. Endorphin. Dieses wird dann ausgeschüttet, wenn wir etwas tun, was unser Körper von uns will. Dazu gehört interessanterweise immer noch das Essen von süßen und fetten Nahrungsmitteln als Energiespeicher. Ein Überbleibsel aus einer früheren Phase der Evolution, wo potenzielle Nahrung noch mühsam gejagt und gesammelt werden musste. In unserer gegenwärtigen Kultur des Übermaßes an Angeboten eher nicht mehr zeitgemäß und daher fehl am Platz. Vorzugsweise, aufgrund eines allgemein vorherrschenden Bewegungsmangels, brauchen wir Belohnung für das Nicht-Essen von kalorienreichen Nahrungsmitteln und für die Mäßigung im Umgang mit unserer Nahrungsaufnahme. Die Evolution hinkt in diesem Bereich noch etwas nach, denn dies ist in unserem Körper noch nicht automatisch einprogrammiert. Da müssen wir als sozialisierte Wesen mit unserem Verstand bewusst eingreifen: Wir müssen uns verstandesgeleitet belohnen, wenn wir ein vorgenommenes Ernährungsziel oder zumindest eine Ernährungsetappe erreicht haben.

BELOHNUNG FÜR KONSEQUENZ Im Bereich der Ernährungsumstellung sind Belohnungen wichtig für das Einhalten eines gewählten Ernährungskonzeptes und für regelmäßige körperliche Bewegung. Nicht zu verwechseln mit dem Begriff »Sport«, wo sich möglicherweise Widerstände in Ihnen auftun: »Für Sport habe ich keine Muse und keine Zeit!« Bewegen hingegen können Sie sich überall:

PSYCHOTIPP

Vorsicht Falle!

Ihnen knurrt der Magen, und Sie haben das Bedürfnis, diesen zu füllen. Manchmal ist Hunger einfach nur Durst. Ein Glas Wasser oder eine Tasse Tee könnte Ihnen schon helfen!

indem Sie mehr Strecken zu Fuß gehen, den Lift meiden, bei den öffentlichen Verkehrsmitteln eine Station früher aussteigen. Werden Sie diesbezüglich kreativ! Auch Wohnungsputz oder Gartenarbeit ist Bewegung. Alles, was natürliche Bewegung ist, vorzugsweise im Freien, fördert mehr Ihre Gesundheit als künstlich herbeigeführtes, im Terminkalender eingetragenes Fitnesstraining.

BELOHNUNG MIT EFFEKT Rein für einen erwünschten Verlust von überflüssigen Kilos müssen wir uns nicht belohnen, denn hier ist die Freude darüber selbst schon so groß, dass sie wie eine Belohnung wirkt. Wichtig ist, dass Belohnungen kalorienfrei sind. Paradox wäre es, sich für den Verzicht auf Schokolade mit Schokolade zu belohnen. Die Belohnung muss unbedingt an die individuellen

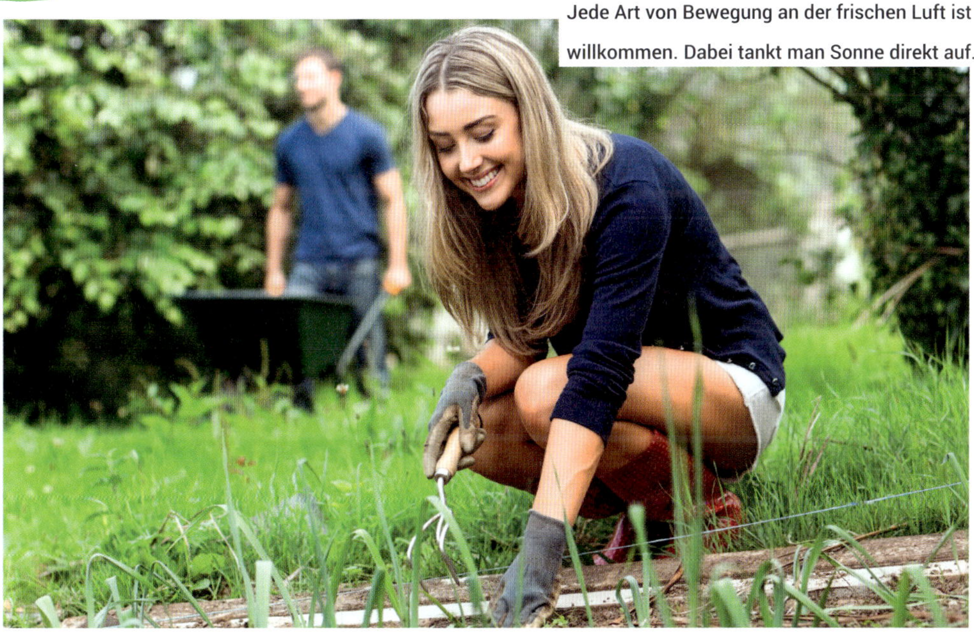

Jede Art von Bewegung an der frischen Luft ist willkommen. Dabei tankt man Sonne direkt auf.

Vorlieben geknüpft sein und zeitnah mit dem zu belohnenden Erreichten sein. Beispiele dafür wären eine Massage, ein Ausflug, ein Kino- oder Theaterbesuch oder sich Zeit für Lektüre zu gönnen. Die Belohnung sollte an das Maß angepasst werden, das Sie erreicht haben.

WASSER ALS BELOHNUNG Sogar der Genuss von Wasser kann den Status einer Belohnung erhalten. Darüber amüsieren Sie sich jetzt vielleicht, aber Ihr Körper empfindet Wasser sehr wohl als adäquate Belohnung: Wasser löst Nährstoffe im Körper, hilft dabei, die vorhandene Glukose zum Gehirn zu transportieren, versorgt die Körperzellen mit ausreichend Flüssigkeit und bringt den gesamten Stoffwechsel in Schwung. Wasser wirkt belebend und anregend. Und gerade weil es so lebenswichtig ist, schüttet der Körper das Belohnungshormon Endorphin aus, sobald Sie Wasser getrunken haben. Eigentlich wirkt Wasser auf den Körper und auf die Seele fast so verführerisch wie Schokolade. Sie müssen mit einer modifizierten Einstellung zu Wasser nur helfen, dessen Image aufzuwerten. Des Weiteren ist es auch notwendig, das Wassertrinken zu ritualisieren und zu zelebrieren. Versuchen Sie Genuss beim Trinken zu empfinden, indem Sie bewusst die Frische guten Wassers spüren. In vielen Ländern unserer Erde ist Wasser ein höchst kostbares Gut. Trinken Sie 6 bis 8 Gläser täglich. Bei größeren Wassermengen wäre es vorteilhaft, pro Liter 1 Prise Salz hinzuzufügen. Der Vorteil von Wasser: Sie können es nach Herzenslust trinken, es macht Sie schlank!

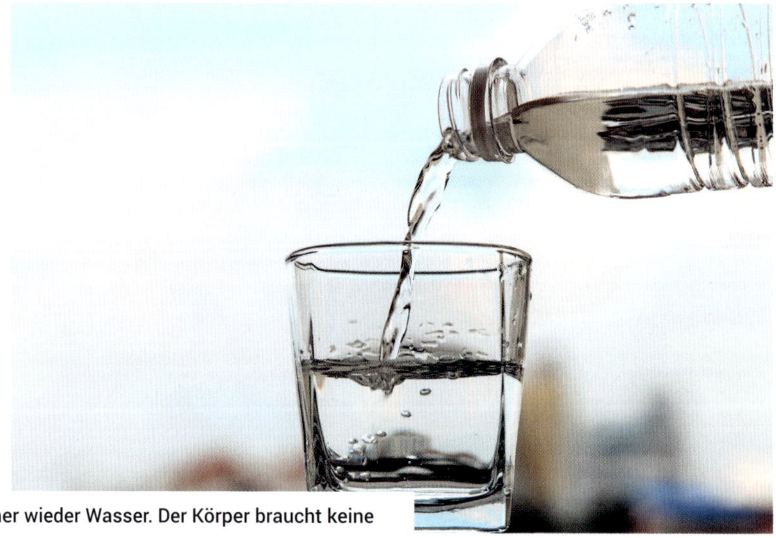

Wasser, Wasser und immer wieder Wasser. Der Körper braucht keine süßen bunten Limonaden, um sich zu reinigen, sondern reines Wasser.

Chronische stille Entzündungen entstehen durch viele unterschiedliche Stressfaktoren und werden auch als Ursache für sämtliche Zivilisationserkrankungen gesehen. Daher gehört Entgiftung zum neuen Lebensstil, um wieder ins Gleichgewicht zu kommen, sowohl innerlich als auch außerhalb des Körpers. Gesundheit heißt Balance in allen Bereichen.

Das Timing: Der passende Start

Von nicht zu unterschätzender Bedeutung ist der Startzeitpunkt Ihrer Ernährungsreise. Dieser kann ausschlaggebend dafür sein, ob Sie alle Etappen Ihrer Ernährungsreise beschreiten oder vorzeitig abbrechen. Deshalb empfehlen wir Ihnen, im Vorfeld gut zu planen, um optimale Rahmenbedingungen für Ihr Vorhaben zu schaffen.

- Informieren Sie sich vor einer geplanten Ernährungsumstellung genau über das gewählte Ernährungskonzept als Ihren Ernährungsreiseführer.
- Planen Sie vor dem Start theoretisch die Etappen Ihrer Ernährungsreise.
- Wählen Sie einen für Sie gut passenden Zeitpunkt für den Start.
- Beginnen Sie mit dem Prozess der Verhaltensänderung nicht im Urlaub.
- Versuchen Sie, Mitreisende zu gewinnen.
- Packen Sie in Ihren Ernährungsreisekoffer alles, was Sie auf Ihrer Reise benötigen (Ernährungsreiseführer, Etappenplan, Erste-Hilfe-Paket).
- Haben Sie keine Angst vor Versagen. Überlegen Sie Strategien dagegen.
- Belohnen Sie sich regelmäßig nach erreichten Etappen der Ernährungsumstellung.

GESUNDHEIT BEGINNT IM KOPF Der Kopf ist eine Sache, der Darm die zweite. Gesundheit beginnt im Kopf, der schließlich von sich aus erst einmal bereit sein muss, sich auf eine Ernährungsumstellung einzulassen. Das stärkste Herz und die gesündesten Organe würden verkümmern bzw. sich selbst vergiften, wenn die Ausscheidung stockt. Darüber spricht man zwar nicht gerne, aber was nützt der klügste Kopf, wenn das »Ende des Darms« zumacht. Daher kann man mit Fug und Recht sagen: Gesundheit beginnt im Darm. Lesen Sie weiter und bleiben Sie dran!

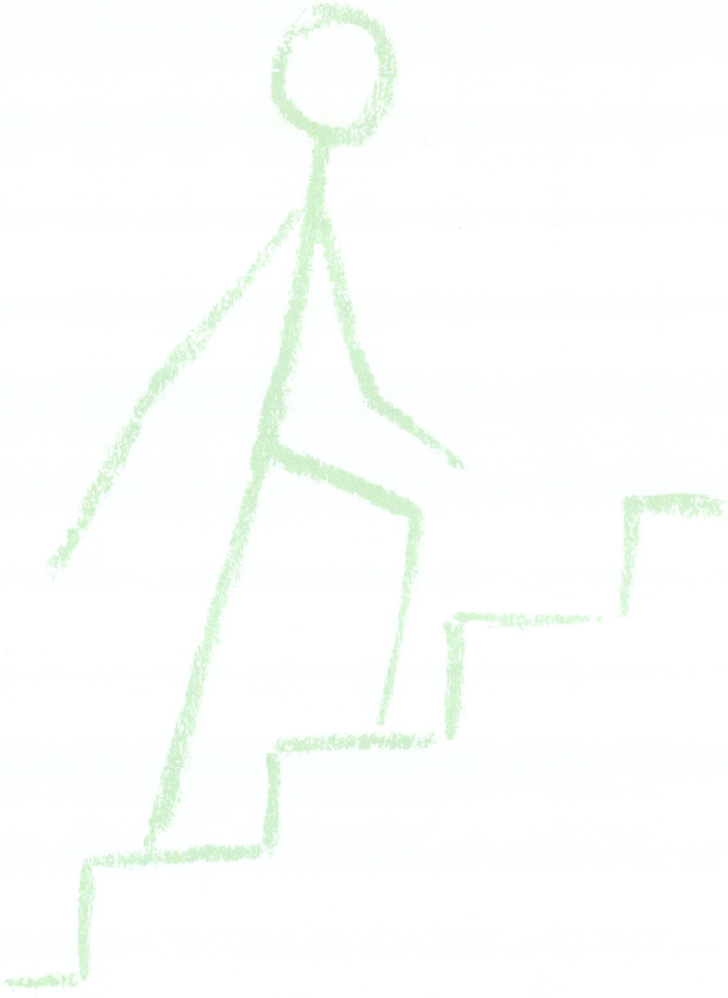

Ernährung im Alltag

Gesundheit und Vitalität hängen eng mit dem Darm und unserer Verdauung zusammen. Und mit dem Säure-Basen-Haushalt in unserem Körper.

Die Wiege der Gesundheit ist der Darm. Stress und unnatürlich verarbeitete Lebensmittel haben direkten Einfluss auf unseren Darm.

Stoffwechselvorgänge im Körper

» Unser Darm ist ein faszinierendes Organ mit unglaublich vielfältigen Aufgaben. Aus dem Darm holt der Körper die Kraft für Leben, Wachstum und Bewegung. Er versorgt uns mit lebenswichtigen Nährstoffen und leitet schädliche Giftstoffe aus dem Körper aus. Ist er gesund, so erfreuen wir uns an schöner Haut, einer guten Figur und einem positiven Lebensgefühl.

Unser Darm

70 Prozent des Immunsystems mit Abwehrzellen sind im Darm, er holt mit den Zotten die Energie aus den Lebensmitteln und produziert über 20 eigene Hormone. Unser Darm mit bis zu 400 Quadratmetern Oberfläche kann viel mehr als nur verdauen und ausscheiden.

DAS HIRN IM DARM Wir kennen die Verbindung von Darm und Hirn als Bauchgefühl. Das komplexe enterale Nervensystem des Darms wird deshalb Darmhirn genannt, weil es die gleichen Botenstoffe und Rezeptoren hat wie das Gehirn, mit dem es kommuniziert, aber auch eigenständig funktioniert. Man beginnt unter Wissenschaftlern bereits die absolute Führungsstellung des Gehirns vorsichtig zu hinterfragen. Unser Bauchgefühl hat einen großen Anteil daran, wie es uns geht und wie wir Entscheidungen treffen. Was aber spielt sich ab in unserer Körpermitte, wenn wir »Schmetterlinge im Bauch verspüren«? Dazu kann die Wissenschaft keine Antwort geben.

DARM-GEDÄCHTNIS Der Darm ist ein Gewohnheitstier. Unsere Darmnerven merken sich, welche Dinge wir gerne essen und zu welchen Zeiten wir das tun. Sie wissen, wie viel wir uns bewegen und wie viel Wasser wir trinken. Sie merken, wann es Tag und Nacht ist und wann wir auf die Toilette gehen. In der Regel zur gleichen Zeit. Wenn alles gut läuft, arbeiten sie munter drauf los und aktivieren die Darmmuskeln zum Verdauen. Ausnahmesituationen werden daher von den Darmnerven wahrgenommen, sie sind irritiert.

STRESS Jeder Stress entspannt die Darmmuskeln, wodurch unsere Verdauung erlahmt. Oder der Darm wird überaktiviert (Durchfall), dadurch holen wir nicht nur weniger Energie aus dem Essen, sondern brauchen dafür auch länger und belasten den Darm.

GLÜCKSHORMON SEROTONIN 95 Prozent unseres körpereigenen Serotonins werden in den Darmzellen produziert. Jeder Mensch sollte daran denken, dass auch ein gebeutelter Bauch ungute Gefühle auslösen kann. Sei es nach zu viel Stress oder wegen unentdeckter Nahrungsmittelunverträglichkeiten.

Unser Konzept

Das vorliegende Ernährungskonzept kümmert sich ganz intensiv um die Gesundheit des Darmes. Auf Basis der F.-X.-Mayr-Philosophie geht es dabei mit neuen, erweiterten Ansätzen wie Psychologie und Ernährung um eine einfache, praktikable Form zu einer individuellen Ernährungsumstellung. Dazu gehört aber auch die Betrachtung des Säure-Basen-Haushaltes im Körper und möglicher Unverträglichkeiten, die einzelne Lebensmittelbestandteile auslösen können und die zu Beschwerden im Alltag führen können.

PSYCHOTIPP

Der Trick mit dem kleinen Teller

Kennen Sie das Gefühl, wenn vor Ihnen auf dem Tisch ein riesiger Teller, jedoch mit wenig Essbarem darauf, abgestellt wird, so à la Nouvelle Cuisine? Nach dem Verzehr des dezent Angerichteten verspüren Sie mehr Hunger als beim Betreten der Lokalität. Nun versuchen Sie es einmal umgekehrt: Nehmen Sie Ihre Hauptmahlzeit auf einem kleinen Dessertteller ein. Diesen füllen Sie so richtig mit etwas Leckerem voll. Ihre Augen melden dem Gehirn: Hurra, eine große Menge Nahrung! Diese Botschaft wird sodann an den Magen weitergeleitet, der mit der scheinbar großen Menge, weil auf dem kleinen Teller, äußerst zufrieden ist. Ausgetrickst!

Unsere Ernährung heute

Tiere wissen instinktiv, was ihre richtige Ernährung ist, sie ziehen sich zurück und fressen nicht, wenn es ihnen schlecht geht. Dadurch entlasten sie die Verdauung und stärken das Immunsystem. Uns Menschen ist dieses Gespür über die Evolution hinweg verloren gegangen. Wir hören nicht genug in uns hinein und darauf, was unser innerer Arzt sagt. Zum Kranksein fehlt die Zeit, also werden Symptome mit Medikamenten unterdrückt. Optimal ist eine Ernährung ohne chemischen Zusatzstoffen und Umweltgiften, die mit saisonalen, regionalen Nahrungsmitteln unserem Organismus das gibt, was er braucht – um gesund zu werden und es auf Dauer zu bleiben. Das klingt einleuchtend. Doch ist es auch so?

Zwei negative Merkmale

Die übliche Ernährung vieler Menschen zeichnet sich durch zwei negative Merkmale aus: Sie enthält zu viele schädliche Bestandteile (Salz, Zucker, Fett, Weißmehlprodukte, zu viel Fleisch, Zusatzstoffe) und zu wenig nützliche Lebensmittel (frisches Gemüse, Obst, Salat, Kräuter, kalt gepresste Pflanzenöle). Noch nie in der Geschichte der Menschheit hatten wir mit so einem Überangebot an Zucker und Weißmehlprodukten zu kämpfen.

Erster Schritt

Der erste Schritt zu gesunder Ernährung wird also schon allein dadurch praktiziert, indem man schädliche und belastende Lebensmittel NICHT zu sich nimmt. Der zweite Schritt besteht in der Auswahl wertvoller und nützlicher Lebensmittel, im dritten erst landet die Nahrung auf dem Teller.

Säure-Basen-Haushalt

Unser Organismus kann die aufgenommene Nahrung nur richtig verdauen und seine Abbaustoffe ausscheiden, wenn sein Säure-Basen-Haushalt im Gleichgewicht ist. Durch die Forschung des Chemikers und Arztes Friedrich Sander wissen wir, dass unser Magen einerseits Säure produziert, andererseits im Gleichgewicht dazu Basen an das Blut absondert. Unser Blut benötigt fortlaufend Basen zur Neutralisation der ständig anfallenden Säuren, wobei das Blut selbst immer und unter allen Umständen leicht basisch bleiben muss. Seine Überschüsse an Basen liefert das Blut an die basenliebenden Verdauungsdrüsen ab: an die Speicheldrüsen, die Leber, die Bauchspeicheldrüse und die Dünndarmdrüsen.

INFO

Was wirkt sauer, was basisch?

Unser Organismus benötigt in der Nahrung sowohl Säuren als auch Basen. Während aber jeder Überschuss an Basen mühelos aus dem Körper ausgeschieden wird, muss der Körper jede mineralische Säure zunächst mithilfe von Basen neutralisieren, bevor er sie eliminieren kann. Unsere Dauerkost sollte daher ein Säure-Basen-Verhältnis mit Überschuss an Basen aufweisen. Man unterscheidet in der Nahrung:

- Säurenüberschüssige und säurebildende Kost (Säurespender und Säureerzeuger)
- Basenüberschüssige und basenbildende Kost (Basenspender und Basenerzeuger)
- Nahrungsmittel im ungefähren Säuren-Basen-Gleichgewicht

Säurespender

Säurespender führen dem Körper Säuren zu oder werden im Stoffwechsel des Körpers zu Säuren abgebaut. Sie bestehen vorwiegend aus Eiweiß. Dazu gehören

- Fleisch, Geflügel, Wild, Würste, Speck, Innereien, Leber, Nieren, Hirn, Fleischbrühe
- Fisch
- Käse, Quark (Topfen), Hüttenkäse
- Ei (Eiweiß ist säureüberschüssig, Eigelb allein basisch)
- Hülsenfrüchte, Spargel, Rosenkohl
- Erdnüsse, Essig, Senf
- stark kohlensäurehaltige Getränke, Sekt, verschiedene Industriegetränke
- Walnüsse (gering säureüberschüssig)

Säureerzeuger (Basenräuber)

Zum Abbau der Säureerzeuger muss der Organismus Basen liefern, weshalb sie auch Basenräuber genannt werden:

- Fabrikzucker, Süßigkeiten, Konfekt, Schokolade, süße Torten, Speiseeis
- Weißmehlprodukte, Teigwaren, Nudeln, Zwieback, Kuchen usw.
- gehärtete, raffinierte Fette und Öle, gewöhnliche Margarine (Konsummargarine), billige Salatöle usw.
- geschälte und polierte Getreide, polierter Reis, weiße bis graue Brote
- Getränke, Bohnenkaffee, schwarzer Tee, Limonadengetränke (Cola usw.), Alkohol, am wenigsten Bier
- Vollgetreide wie Vollreis, Weizen, Haferflocken, Maisgrieß, Buchweizen, Gerste, Roggen, Vollkornbrot usw.

Basenüberschüssige und basenbildende Nahrungsmittel

Sie führen dem Körper Basen zu oder binden Säuren an sich:

- Kartoffeln (besonders Pellkartoffeln), Kartoffelpresssaft mit Möhren
- Milch (roh), Vorzugsmilch, Sahne, Schlagsahne, Pflanzencreme
- Gemüse, Blattgemüse, Wurzelgemüse, Gemüsefrüchte, auch Sellerie, Zwiebel, Rote Bete, Sojabohnen, Kastanien, Gemüsesuppen, Basensuppen
- Obst (auch Dörrobst), Mandeln (Mandelmilch)
- Wildkräuter wie Löwenzahn, Brennnessel usw.
- Gewürzkräuter wie Kresse, Petersilie, Schnittlauch, Majoran, Thymian, Rosmarin, Salbei, Oregano usw.
- Eigelb
- stilles Mineralwasser

Nahrungsmittel im Säure-Basen-Gleichgewicht

- Wasser
- naturbelassene Fette und Pflanzenöle von bester Qualität, gute Butter
- frische Mandeln
- Hirse
- Sauerkraut
- Kombinationen von Säure- und Basenspendern

Diese Bauchspeicheldrüsen produzieren daraus innerhalb von 24 Stunden im Schnitt:

- 1 Liter Speichel,
- 1 Liter Gallensaft,
- 0,7 Liter Bauchspeichel,
- 3 Liter Darmdrüsensekret.

Somit werden pro Tag nahezu 6 Liter basische Drüsensekrete erzeugt, die der Körper zur Verdauung der Nahrung, Neutralisierung und Ausscheidung verschiedener Mineralsäuren des Stoffwechsels – Kohlensäure, Salzsäure, Schwefelsäure, Phosphorsäure usw. – benötigt. Außerdem besitzt der Organismus, um sich von allen mit der Nahrung zugeführten und im Stoffwechsel entstehenden Säuren befreien zu können, folgende entsäuernde Regulationsmechanismen:

- Die Lungen entsäuern durch Ausatmung von Kohlensäure.
- Die Nieren entsäuern durch Ausscheidung von Harnsäure.
- Über die Haut wird saurer Schweiß abgegeben.
- Der Darm scheidet sauren Stuhl aus.
- Das Blut puffert durch eine eigene Basenreserve Säure ab.
- Notventile wie Genitalschleimhaut, Talgdrüsen, Tränendrüsen usw. können notfalls durch ihre Sekrete und Exkrete Säuren ausscheiden.

Was passiert bei einer Übersäuerung?

Durch anhaltende Fehler in der Ernährungs- und Lebensweise gelangen fortlaufend zu viele Säuren ins Blut. Das führt zu folgenden Mechanismen:

- Das Blut liefert zu wenig oder gar keine Basen an die Verdauungsdrüsen ab, wodurch die Leistungen von Leber, Dünndarm, Bauchspeicheldrüse minderwertig werden.
- Überschüssige Säuren werden in die Grundsubstanz und in andere Gewebe abgeschoben, in Muskeln, Sehnen, Nerven, wo immer ein Depot geschaffen werden kann; dadurch werden alle diese Gewebe übersäuert, was zu Weichteil- und Gelenkrheuma, Stoffwechselleiden, Gicht, Steinablagerungen, Arteriosklerose und zu vielen anderen Krankheitsprozessen führen kann.
- Das Blut zieht basische Substanzen aus den Geweben ab, was zur Entmineralisation von Kalzium, Natrium, Magnesium, Kalium usw. führt. Diesem Mineralschwund folgen Gebissschäden, Knochenbrüchigkeit, Entkalkung. Aufbausubstanzen werden auch aus Gefäßwänden entzogen, wodurch Arterien und Venen ihre Elastizität verlieren, sich ausdehnen, schlängeln und brüchig werden. Dies belastet wieder die Blutzirkulation.

Wenn also der Organismus trotz seiner entsäuernden Regulationsmechanismen seines Säureüberschusses nicht mehr Herr wird, tritt Übersäuerung der Gewebe ein. Nun genügt ein kleiner Anstoß, eine Unterkühlung, falsche Bewegung, Überforderung, eine kleine Infektion, und der Betreffende wird ernstlich krank. Der kleine Anlass ist auf »sauren Boden« gelangt, der schon für Entzündungs- und Leidensprozesse ausreichend vorbereitet ist. Nach den Forschungen von Sander, Worlitschek und anderen Stoffwechselexperten, spielt sich die Mehrzahl aller schwerwiegenden Krankheitsprozesse am Boden der Übersäuerung im Stoffwechsel ab. Das heißt, dass ein beträchtlicher Teil aller akuten und chronischen, aller allergischen und degenerativen Prozesse, einschließlich Krebs, durch Übersäuerung und Vergiftung des Stoffwechsels mitverursacht wird und auch behandelt werden muss, wenn ein Dauererfolg erzielt werden soll.

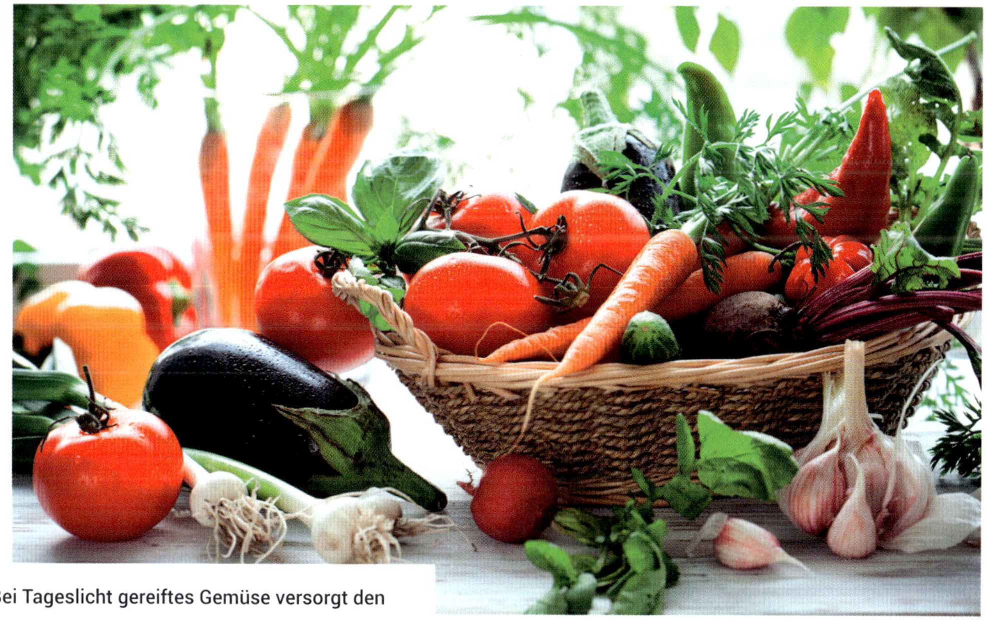

Bei Tageslicht gereiftes Gemüse versorgt den Körper mit Sonnenenergie. Es ist lichtreich.

Übersäuerung entgegenwirken

Abhilfe gegen Übersäuerung zu schaffen, heißt also:

- Lifestyle ändern,
- Organismus entschlacken durch Fasten, Darmreinigungs- und Ableitungskuren,
- Basen zuführen (durch Nahrung, Flüssigkeit, evtl. Basenmittel).

Eine Übersäuerung kann durch verschiedene Fehler verursacht werden:

ERNÄHRUNGSBEEINFLUSSENDE FAKTOREN Mangelhaftes Kauen und Einspeicheln belasten unnötig den Verdauungsapparat. Gärung produziert Säure, und diese muss abgepuffert werden durch Basen (= Basenraub). Jedes Zuviel an Essen benötigt Mehrverbrauch an basischen Verdauungssekreten (= Basenraub). Die Einnahme von überwiegend säurespendenden und basenraubenden Nahrungsmitteln, wie in der üblichen Normalverbraucherkost, führt ebenfalls zu Übersäuerung (siehe Kasten Seite 46f.).

FEHLER IN DER FLÜSSIGKEITSZUFUHR Die zu geringe Flüssigkeitszufuhr von Wasser, Mineralwasser und Kräutertee führt zu verringerter Schlacken- bzw. Säure-Ausschwemmung über Nieren, Darm, Haut und Lungen. So wie der Mensch weniger und seltener essen sollte, müsste er mehr und häufiger trinken.

FEHLER IN DER LEBENSWEISE Es fehlt ausreichende Bewegung an frischer Luft. Wir sollten täglich mindestens einmal richtig zum Schwitzen kommen, weil wir nur dadurch das Ausscheidungsorgan Haut richtig zum Entsäuern bringen. Auch ein Saunabesuch kann diesen Prozess ankurbeln.

Sich basenüberschüssig ernähren

Bei der Zusammenstellung der Kost kommt es darauf an, ausgesprochene Basenräuber wie Zucker zu meiden und die wertvollen säureüberschüssigen Nahrungsmittel wie Fleisch, Fisch, Käse, Getreide mit basenüberschüssigen Nahrungsmitteln passend zu kombinieren. Dazu eignen sich mittags sämtliche im Rezeptteil aufgeführten Gemüsebrühen, Basensuppen, Basensaucen, Obst-Smoothies-Vorspeisen, Pellkartoffeln sowie nahezu alle Gemüse und Blattsalate. Die Mahlzeit sollte in ihrer Zusammensetzung einen zumindest leichten Basenüberschuss aufweisen. Das heißt: Auf dem Teller immer ein Drittel Fisch oder Fleisch und zwei Drittel Gemüse oder Gemüse und Kartoffeln. Falls dies einmal nicht zutrifft, lässt sich leicht ein Ausgleich schaffen durch:

- vegan oder vegetarisch essen,
- bei der nächsten Mahlzeit Basen bevorzugen und
- vermehrte körperliche Leistung zur Säure-Ausscheidung (Ausatmung, Ausschwitzung usw.).

Warum Rohkost nicht am Abend?

Rohkost – Obst, Salat und die Gemüsearten Zwiebel, Lauch, Knoblauch und Kohlgemüsearten in roher Form –, ist blähungsfreudig und sollte daher weder im Übermaß noch am Abend gegessen werden. Bedingt durch unser Wissen über die positiven Wirkungen der Ballaststoffe, Vitamine und Mineralstoffe, versuchen heute mehr und mehr Menschen möglichst viel rohe Kost zu verzehren, um die hitzeempfindlichen Vitalstoffe nicht zu zerstören. Nach der F.-X.-Mayr-Lehre ist diese Auffassung jedoch eine sehr einseitige Betrachtungsweise. Wenn Sie tagsüber Rohkost essen möchten, muss Ihre Verdauungskraft stark sein. Isst ein Mensch mit einer schwachen Verdauungskraft ständig Rohkost, kann er die Nahrung nicht optimal aufschließen. Deutliche Zeichen dafür sind einsetzende Blähungen, Kältegefühl im Körper und Gewichtsverlust. Das gesteigerte »Verdauungsfeuer« eines gesunden Menschen kann hingegen auch kühlen Salat oder Obst problemlos in seine Einzelbestandteile zerlegen. Um bei Kälteempfindlichkeit den Magen zu wärmen eignen sich die im Buch angeführten gekochten vorwiegend glutenfreien Getreidebreie und Basensuppen hervorragend.

Die Darmbarriere bestimmt, was darf hinein und was nicht. Eine gesunde Besiedelung von Mikronährstoffen sorgt für die Symbiose. Eine krankhafte Fehlbesiedelung des Darmes wird immer mehr zur Volkskrankheit.

Nahrungsmittelunverträglichkeiten

Nahrungsmittelunverträglichkeiten sind im Vormarsch. Diese kosten den Betroffenen viel Basisenergie. Viele Menschen leiden darunter. Nahrungsmittelintoleranzen sind im Gegensatz zu echten Allergien, denen ein gestörtes Immunsystem zugrunde liegt, eher ein Verdauungsproblem mit Überreaktion des Immunsystems, welches die Beschwerden verursacht. Hier sind keine Antikörper im Spiel. Sie finden bei allen Rezepten der Ernährungsreise Angaben, ob und welche Zutaten bei Laktose-, Fruktose-, Histamin- bzw. Glutenunverträglichkeit

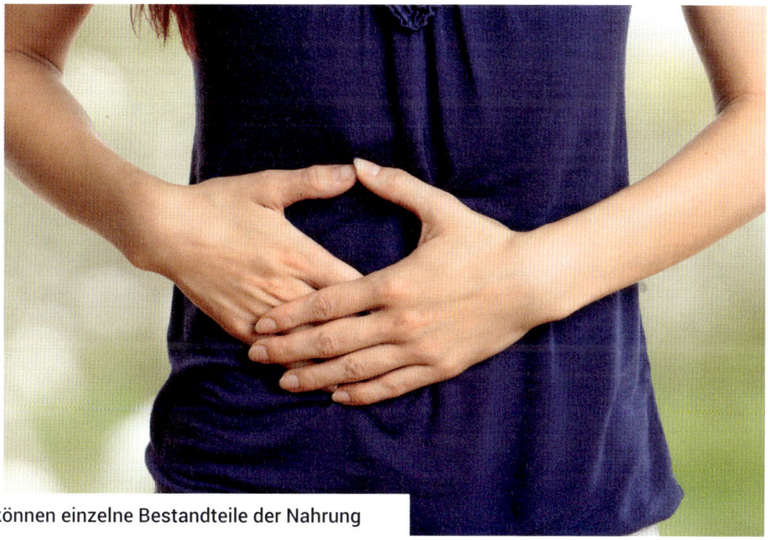

Wenn der Bauch wehtut, können einzelne Bestandteile der Nahrung dafür verantwortlich sein. Das sollte ärztlich abgeklärt werden.

weggelassen oder ausgetauscht werden sollten. Bitte lassen Sie darüber hinaus alle Zutaten weg, von denen Sie bereits wissen, dass Sie diese nicht vertragen. Hier können nur grobe Richtlinien genannt werden. Im Zweifel sollte immer Ihre persönliche Erfahrung ausschlaggebend sein. Es hängt sehr von der individuell unterschiedlichen Toleranzgrenze ab, was vertragen wird und was nicht. Der größte Teil unseres Immunsystems (etwa 80 Prozent) sitzt im Darm. Das Ziel ist, die Leistungsfähigkeit des Verdauungsapparates zu stärken.

Laktoseintoleranz

Laktose heißt Milchzucker. Bei der Laktoseintoleranz liegt ein Enzymmangel vor, das heißt das Enzym Laktase, das die Laktose abbaut, ist nicht in ausreichendem Maß im Darm vorhanden. Das Enzym sitzt in der Dünndarmschleimhaut und spaltet den Milchzucker (Laktose) in 2 Bestandteile, Traubenzucker und Schleimzucker, auf.

Laktosefreie Milchprodukte

Es gibt diverse laktosefreie Milchprodukte, neben Milch auch Käse, Joghurt, Sahne, Quark etc. Bei diesen Produkten wurde während der Herstellung Laktase zugesetzt, um die Laktose aufzuspalten. Fettreiche Milchprodukte wie Butter und Sahne enthalten aber ohnehin kaum Laktose, weil der wasserlösliche Milchzucker bei der Herstellung in der wässrigen Flüssigkeit verbleibt. Unpasteurisierte, fermentierte Milchprodukte wie Käse und Joghurt, bei deren Entstehung Bakterien beteiligt sind, enthalten ebenfalls häufig kaum noch Milchzucker, weil die Bakterien diesen bereits verstoffwechselt haben. Oft reicht es aus, lediglich bei Milch ein speziell laktosefreies Produkt zu nehmen.

- Bitte beachten Sie, dass Laktose und Fruchtzucker vielen Produkten zugesetzt wird, wie bei Broten, Getreideriegeln, Fertiggerichten, Würzmischungen, Wurstwaren, mariniertem Fleisch, Teigen, Bonbons und Speiseeis, Schokolade, Instantprodukten und Tütensuppen.

Fruktoseunverträglichkeit

Bei einer Fruchtzuckerunverträglichkeit ist die Aufnahme von Fruktose (Fruchtzucker) in den Darm gestört. Es gibt verschiedene Formen. Die hereditäre Fruktoseintoleranz ist eine angeborene Stoffwechselstörung, die durch eine mangelnde Aktivität des Enzyms Fruktose-1-Phosphat-Aldolase verursacht wird. Nicht zu

INFO

Fruktose meiden

Bei einer Fruktoseunverträglichkeit meiden bzw. in nur so geringen Mengen verzehren, dass keine Beschwerden auftreten:

- Haushaltszucker (besteht aus Fruktose und Glukose) in Tee, Kaffee oder Süßspeisen
- Honig (besteht aus Fruktose und Glukose), Marmelade
- Obst, Obstsäfte und besonders Trockenfrüchte
- Gemüse und daraus hergestellte Säfte mit einem Fruktosegehalt über 1 Gramm pro 100 Gramm (Möhren, Artischocken, Brokkoli, Auberginen, Kürbis, Paprika, Tomaten) – wobei es hier immer eine Frage der Menge bleibt.
- Frühstückscerealien, Nüsse
- Diätprodukte mit Zusatz von Fruktose, Sorbit und Invertzucker (Fruktose und Glukose)
- Konserven und Fertigprodukte mit Zucker
- Brot und Backwaren mit Zucker, Wurstwaren mit Zucker
- Limonaden, Essig, Alkohol
- Gewürze bzw. Gewürzmischungen mit Zuckerstoffen

Steht der Zusatz »zuckerfrei« auf einer Packung, so kann trotzdem der Zuckeraustauschstoff Sorbit, der im Körper in Fruktose umgewandelt wird, enthalten sein. Deshalb: Achtung! Das gilt auch für viele Arzneimittel, deren Ummantelung aus Zuckerstoffen besteht. Zusätzlich sollte der Verzehr von sorbithaltigen Lebensmitteln vermieden werden, da Sorbit die Aufnahme von Fruktose verschlechtert und so die Beschwerden verstärkt.

verwechseln mit der häufigeren und meist harmloseren Fruktose-Malabsorption, bei der die Aufnahme von Fruktose im Dünndarm gestört ist. Wird der Fruchtzucker im Dünndarm nicht richtig verdaut, gelangt er in den Dickdarm und wird dort von Bakterien zersetzt. Dabei entstehen Gase und kurzkettige Fettsäuren, die zu verschiedenen Symptomen führen. Bei ihrer Therapie ist es sinnvoll, nach einer fruchtzuckerfreien Regenerationszeit wieder Fruchtzucker in geringen, verträglichen Mengen zu sich zu nehmen. Eine Fruktoseunverträglichkeit blockiert auch die Aufnahme von Aminosäuren, die für die Aufnahme von Serotonin (ein »Wohlfühlhormon«) zuständig sind. Daher kann es auch zu depressiver Verstimmung, Abgeschlagenheit und Müdigkeit kommen. Die Industrie süßt gerne mit purer Fruktose, daran bindet sich bei der Verdauung die Aminosäure Tryptophan, die wiederum das Serotonin baut. Gekaufte Salatdressings enthalten z. B. viel Fruktose-Glukose-Sirup und viele Diabetikerprodukte reine Fruktose oder Sorbit.

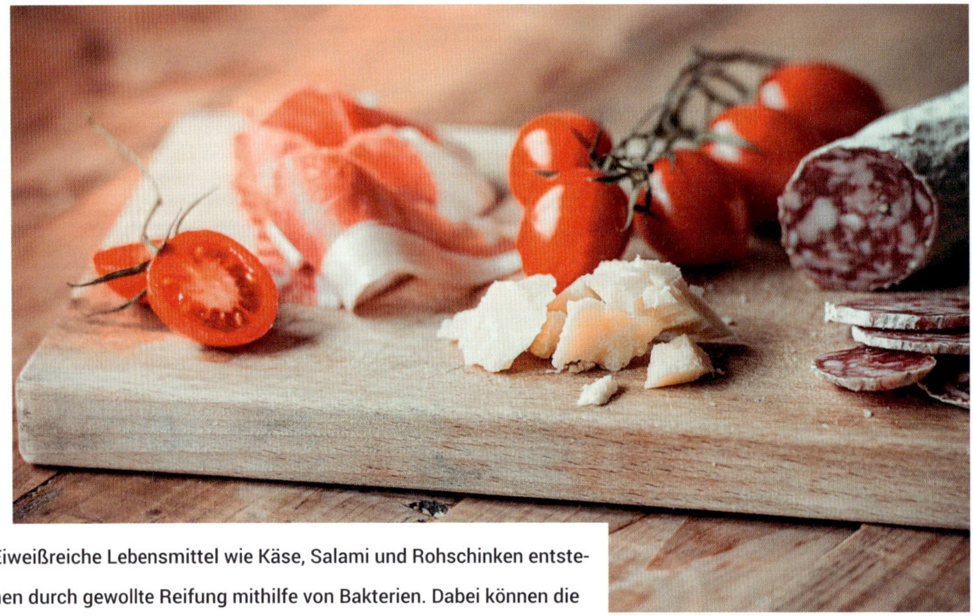

Eiweißreiche Lebensmittel wie Käse, Salami und Rohschinken entstehen durch gewollte Reifung mithilfe von Bakterien. Dabei können die Histamingehalte steigen. Histamin wird nicht durch Hitze zerstört.

Histaminintoleranz

Die Symptome der Histaminintoleranz ähneln denen einer allergischen Erkrankung und können leicht verwechselt werden, denn bei beiden Krankheitsbildern spielt Histamin die entscheidende Rolle. Eine Histaminintoleranz ist aber keine Allergie, das Immunsystem ist nicht beteiligt. An sich ist Histamin ein natürlicher Stoff, der bei Mensch und Tier vorkommt. Es kann aber neben all seinen nützlichen Funktionen in der Immunabwehr auch zu allergischen Reaktionen mit entzündlicher Anschwellung des Gewebes kommen. Im Zentralnervensystem ist Histamin bei der Steuerung der Magensäureproduktion, beim Schlaf-Wach-Rhythmus und der Appetitkontrolle ein wichtiger Regulator. Beim Auftreten allergischer Reaktionen spielt Histamin als Entzündungsstoff eine zentrale Rolle.

Vorkommen von Histamin

Histamin wird vom Menschen selbst produziert, in Blut- und Gewebszellen gelagert und steht zur sofortigen Freisetzung beispielsweise bei einer allergischen Reaktion jederzeit zur Verfügung. Hauptverursacher der Beschwerden, die bei Histaminintoleranz auftreten, ist jedoch mit der Nahrung aufgenommenes Histamin, das im Dünndarm nicht ausreichend abgebaut wird. Histamin gehört zu den sogenannten biogenen Aminen. Es entsteht beim Abbau eiweißreicher Nahrungsmittel aus der Aminosäure Histidin. Histamin kann in relevanten Mengen sowohl beim Verderb – etwa von Fisch – als auch bei der erwünschten Reifung von eiweißreichen Nahrungsmitteln entstehen. Auch Alkohol, vor allem Rotwein und Bier, wird von vielen Betroffenen sehr schlecht vertragen, obwohl der Histamingehalt nicht besonders hoch ist. Denn Alkohol setzt körpereigenes Histamin frei, hemmt das Histamin abbauende Enzym und steigert die Darmdurchlässigkeit für Histamin, um nur einige Gründe zu nennen. Einige Obst- und Gemüsearten sowie Nüsse sind ebenfalls eher unverträglich, weil sie Histamin aus dem Körper freisetzen (z. B. Erdbeeren, Kiwis, Zitrusfrüchte, Sauerkraut, Spinat und Tomaten) oder andere biogene Amine enthalten (z. B. Nüsse). Auch bei Schokolade und kakaohaltigen Nahrungsmitteln müssen Betroffene aufpassen. Eine pauschale dauerhafte Einschränkung, etwa histaminhaltiger Nahrungsmitteln, stellt keine Hilfe für Betroffene dar. Vielmehr raten Experten zum Austesten der individuellen Toleranz eine kurzzeitige Karenz (2 Wochen) histaminhaltiger Nahrungsmittel. Nach einer Testphase kann die Toleranzgrenze anders aussehen.

Zöliakie und Glutenunverträglichkeit

Zöliakie ist eine chronische Erkrankung der Dünndarmschleimhaut aufgrund einer Überempfindlichkeit gegen Gluten. Gluten ist eine Sammelbezeichnung für die in Backgetreide vorkommenden Klebereiweiße. Die Unverträglichkeit bleibt lebenslang bestehen, sie ist zum Teil genetisch determiniert. Sie kann derzeit nicht ursächlich behandelt werden. Häufiger als Zöliakie tritt jedoch eine Glutenunverträglichkeit oder -sensitivität auf, die durchaus wieder verschwinden kann, wenn nicht mehr so große Mengen an Getreideprodukten verzehrt werden. Bei Sauerteig-Gebäck wird Gluten »vorverdaut« und es wird dadurch verträglicher.

Achtung bei diesen Lebensmitteln

Bei der Zöliakie ist eine lebenslange vollkommen glutenfreie Diät erforderlich. Strikt zu vermeiden sind alle Getreidearten mit Gluten (Weizen, Gerste, Roggen, Dinkel, Grünkern, Kamut, Einkorn, Emmer, Roggen-Weizen-Kreuzung Triticale). Bislang ist auch der Verzicht auf Hafer empfohlen. Auch Produkte mit geringem Getreideanteil, wie panierte Lebensmittel oder Malzkaffee, müssen gemieden werden. Bei einer vorübergehenden Glutenunverträglichkeit kann es dagegen ausreichend sein, stark glutenhaltige Lebensmittel (speziell Weizen) zu meiden bzw. eine vorübergehende Glutenkarenz einzuhalten.

Alternativen zu Gluten

Als Alternative zu allen anderen glutenhaltigen Getreidearten ausdrücklich erlaubt sind glutenfreie Hirse (Spelzgetreide), Mais (Polenta), Reis, Amaranth (hirseähnliche Pflanze), Buchweizen, Quinoa (Andenhirse/Inkareis), Sojabohnen, Teff (Zwerghirse), Kastanie. Ohnehin erlaubt sind Gemüse, Kartoffeln, Salate, Früchte, Fleisch und Fisch, Eier, Milch und Milchprodukte.

Kuhmilchprodukte kritisch hinterfragen

Ein zusätzliches Problem kann die Allergie gegenüber Kuhmilch sein: Kuhmilchallergiker vertragen bestimmte Eiweißfraktionen der Kuhmilch nicht. Als Kuhmilchersatz können Ziegenmilch und Schafsmilch dienen, und frischer Quark davon. Der frische Schafs- oder Ziegenquark wird auch als Frischkäse gehandelt, ist schnittfähig und die ideale Alternative zum Kuhmilchquark. Die Laktose muss aber trotzdem berücksichtigt werden. Es gibt vegane aufschlagbare, laktosefreie Sojasahne mit 17 Prozent Fettgehalt. Gut geeignet ist auch Mandelmilch. Oft wirkt es schon heilsam, alle Milchprodukte, Zucker und Weizen wegzulassen.

INFO

Piktogramme

Anhand der Piktogramme erkennen Sie auf einen Blick, ob ein Rezept geeignet oder nicht geeignet ist, wenn Sie an einer Lebensmittelunverträglichkeit leiden. Zuweilen sind es nur einzelne Zutaten, die Sie weglassen, austauschen und damit austesten können. Alles richtet sich nach der Menge, der Kombination und Ihrer ganz individuellen Toleranzgrenze. Das Ziel ist es, durch Verzicht auf Zeit – auch durch die Entlastungstage und die Basenwoche – das Immunsystem zu stärken und eine bessere Verträglichkeit zu erreichen.

(L) **Laktoseintoleranz**
(F) **Fruktoseunverträglichkeit**
(G) **Glutenunverträglichkeit**
(H) **Histaminintoleranz**

Lassen Sie sich von den Hinweisen nicht irritieren, wenn sie für Sie nicht zutreffen.

Regional biologisch angebaute Lebensmittel nach Saison und zwischendurch Produkte von artgerecht gehaltenen Tieren liefern uns die wohl besten Nährstoffe für unser Mikrobiom.

Sind Sie bereit? Let us start!

Sobald Sie den Start für Ihre Reise in die Ernährungsumstellung gewählt haben (vorzugsweise aber nicht im Urlaub), geht es los! Beachten Sie noch folgende Hinweise:

FALSCHES ESSEN macht müde, richtiges bringt Energie! Essen ist die stärkste Droge der Natur. Es beeinflusst Ihre Gedanken, Ihre Stimmung, die innere Dynamik und Ihre Kreativität. Mit dem richtigen Essen können Sie sich Ihre Glückshormone selbst herstellen, Ihre Leistungskraft optimieren, Ihrer Stimmung Flügel verleihen und sogar das Altern verzögern.

HILFE ZUR ERNÄHRUNGSUMSTELLUNG Eine Ernährungsumstellung soll keine Qual sein. Wer sie schon vorab als solche sieht, wird sicher scheitern. Deshalb ist Vorfreude angesagt: Gesund und bewusst zu essen macht Spaß. Das versprechen wir! Freuen Sie sich darauf, bald fitter, schlanker und ausgeglichener zu sein. Sehen Sie die Ernährungsumstellung nicht als Verzicht, sondern als Zugewinn. Als Ihr ganz persönliches Projekt, dem Sie sich ganz bewusst und mit Leidenschaft widmen. In Ruhe gute Zutaten einkaufen, neue Dinge in der Küche ausprobieren und den Genuss und das Wohlfühlen in den Vordergrund stellen.

AB JETZT WIRD SELBST GEKOCHT In vielen Fertigprodukten steckt eine ganze Reihe ungesunder Zusatzstoffe, die die Gesundheit unnötig belasten. Deshalb lautet Ihr erster Schritt in Richtung Ernährungsumstellung: Kochen Sie häufig selbst. So können Sie ganz genaue Mengen und vor allem auch die Top-Qualität der Zutaten bestimmen. Der Rest vom Vorabend kann dann auch in einer kleinen Box landen, für den nächsten Tag als Lunch im Büro. Übrigens: Die Ausrede, man habe keine Zeit zum Kochen, gilt bei uns nicht. Der Großteil der Rezepte ist ruckzuck aus frischen Zutaten gekocht und kann auch gut vorbereitet werden.

Von Etappe zu Etappe

Praktischer Start

Wann? Wahl des richtigen Zeitpunktes

Vorab Idealerweise starten Sie mit einem Gesundheits-Check-up bei Ihrem Arzt.

Drei Entlastungstage

Wozu? Zum Entsäuern und Entgiften nach F. X. Mayr

Glutenfrei Mit zwei Wahlmöglichkeiten für Vegan oder Vegetarisch zum Frühstück, Mittagessen, Abendessen

Basenwoche

Was? Leicht verdauliche Schonkost zum weiteren Entsäuern und Entgiften

Frei von tierischen Produkten wie Fisch, Fleisch, Eier, Milchprodukten

Ohne Zucker, Weizen, Rohkost, Salate

Glutenfrei

Unter Berücksichtigung der häufigsten Nahrungsmittel-Unverträglichkeiten

Zubereitung Völlig fettfrei, zusätzlich kohlenhydratreduziert

Aufbauwoche

Was? Frühstück, Mittag und Abendessen in Säure-Basen-Balance

Glutenfrei

Kohlenhydratreduziert

Mit Wahlmöglichkeiten zur Flexitarier-Mischkost oder vegetarischen Ernährungsform unter Berücksichtigung der häufigsten Nahrungsmittel-Unverträglichkeiten, bei Bedarf ohne Hühnerei, Kuhmilchprodukte (vegan), Weizen

Zubereitung Beginn mit Blattsalat und etwas Obst (Rohkost zu Mittag)

Erweiterungswoche

Was? Frühstück, Mittag und Abendessen in Säure-Basen-Balance

Glutenfrei

Kohlenhydratreduziert

Mit Wahlmöglichkeiten zur Flexitarier-Mischkost oder vegetarischen Ernährungsform unter Berücksichtigung der häufigsten Nahrungsmittel-Unverträglichkeiten, bei Bedarf ohne Hühnerei, Kuhmilchprodukte (vegan), Weizen

Zubereitung Beginn mit frisch gemahlenen Vollkornprodukten und Hülsenfrüchten

Ziele

Was? Mehr Individualität, Lebensfreude, Wohlbefinden, Fitness, Gewichthalten

Dauerernährung

Was? Mit sehr vielen Anregungen für eine gesunde Dauerernährung für alle Ernährungstypen zum Ausprobieren oder um dabei zu bleiben

Aufbauend auf den bisherigen Grundrezepten und Ernährungsgrundlagen

Gut geeignet Auch für anspruchsvollere Wochenendmenüs, mit der Aufforderung zum häufigen Probieren und Experimentieren, um Ihre Kreativität herauszufordern

Wichtig Verwendung natürlicher, von der Sonne gereifter Lebensmittel als Basis für mehr Energie, mehr Leistung, mehr Genuss, und zur Steigerung der Lebensfreude

ERNÄHRUNGSCOACH

Start in die Ernährungsumstellung

Entsprechend der fünf Phasen der Verhaltensänderung befinden Sie sich beim Start Ihrer Ernährungsreise zwischen dem Stadium 3 der Vorbereitung und dem Stadium 4 der Handlung. Versuchen Sie sich während Ihrer Reise zur Ernährungsumstellung auf beiden Ebenen parallel zu bewegen:

- Auf der kognitiven Ebene, wo Sie sich mit den mentalen Aspekten Ihrer Ernährungsumstellung befassen, indem Sie sich selbst als Ihr eigener Coach durch die einzelnen Stadien Ihrer Verhaltensänderung führen.
- Auf der praktischen Ebene, wo Sie sich durch die einzelnen Etappen Ihres gewählten Ernährungskonzeptes essen.

Sie müssen sich nun darauf vorbereiten, dass Ihr Körper etwas weniger als üblich bekommt. Diese Gelegenheit könnten Sie nutzen stattdessen Geist und Seele verstärkt zu nähren. Es ist ganz Ihnen überlassen, welches mentale Futter Sie wählen: Literatur, Kinobesuche, Theatervorstellungen, Ausstellungen, musikalische Events ...

Die drei Säulen geistiger Fitness sind:

- Das Gehirn braucht regelmäßig neue Herausforderungen
- Körperliche Fitness ist die Voraussetzung für geistige Höchstleistungen
- Seelisches Wohlbefinden und Zufriedenheit steigern die Leistungsfähigkeit

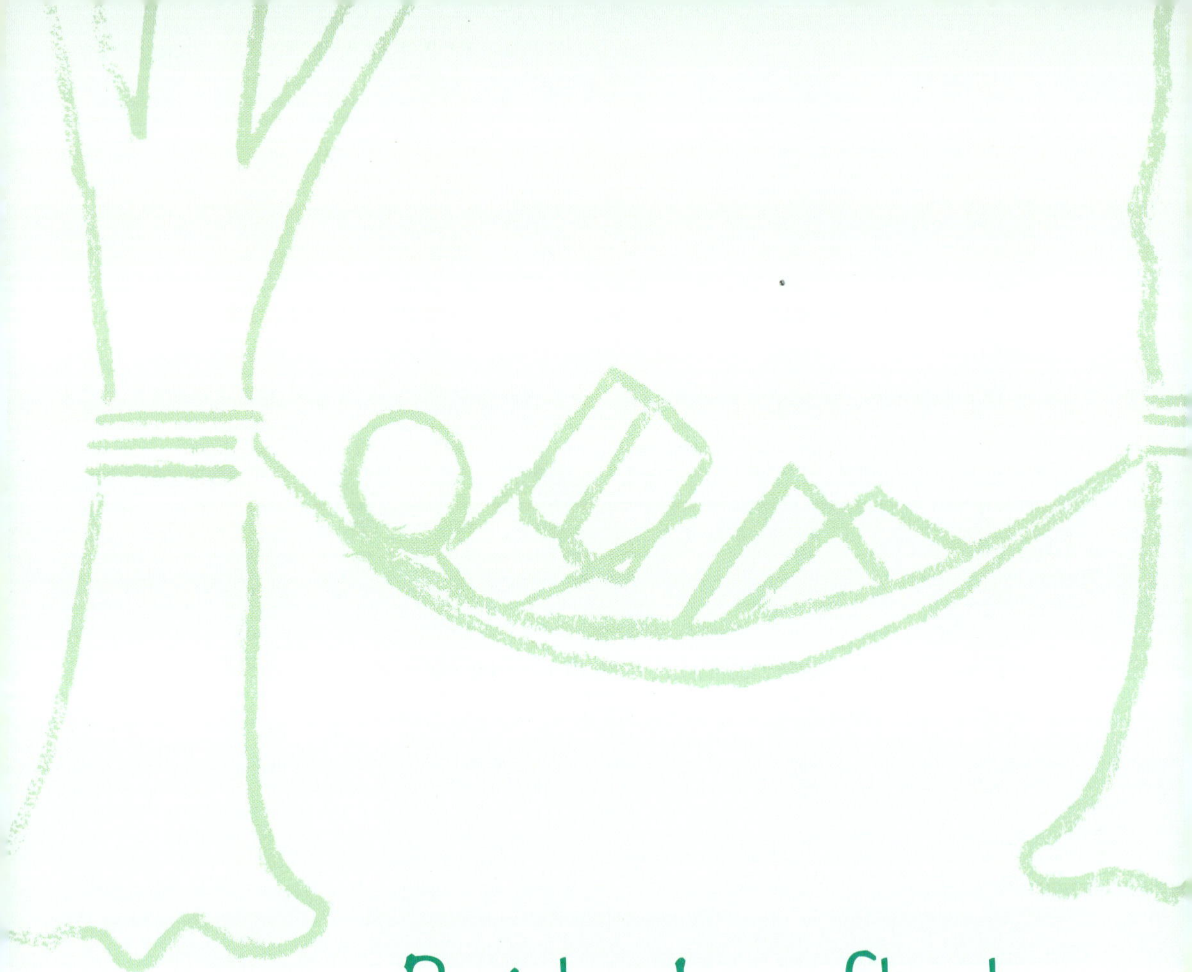

Praktischer Start = Entlastungstage

Ihr Körper bekommt weniger Nahrung als üblich. Je kultivierter und disziplinierter Sie essen, kauen und einspeicheln, desto rascher werden Sie Erleichterung verspüren!

Auch beim gesündesten Lifestyle fallen Toxine an, die uns belasten In der Industrienahrung kommen jährlich 3000 Zusatzstoffe dazu. Das problematische Gluten wird bei Backwaren dazu gemischt. Ein entzündlicher Darm führt zur Durchlässigkeit.

Drei Tage Entsäuern und Entgiften

» Bei den drei Entlastungstagen nach F. X. Mayr haben Sie die Wahl zwischen vegan oder vegetarisch. Entscheiden Sie sich für EINE Auswahlmöglichkeit mit je einer Variante bei Frühstück, Mittag- und Abendessen und bleiben Sie im Sinne der Monotonie alle drei Tage konsequent dabei. Nach dem Motto: »Gleiches zur gleichen Zeit«.
Wir beginnen mit glutenfreien Fladenbroten oder Brötchen, das führt zusätzlich zu mehr Entlastung und Wohlbefinden eines empfindlichen Verdauungstraktes. Zuvor findet jedoch eine Darmreinigung statt, die Sie idealerweise am Wochenende beginnen. Beachten Sie folgende Empfehlungen:

- 3 Tage morgens nüchtern: ¼ Liter warmes Wasser oder Kräutertee mit 1 Teelöffel Bittersalz oder F.-X.-Mayr-Passagesalz und 1 Teelöffel Basenpulver (Apotheke) verrührt trinken.
- Nach frühestens 30 Minuten: Das vegane oder vegetarische Frühstück einnehmen. Das Toasten von Brot fördert noch zusätzlich die Vorverdauung.
- Nach frühestens 5 Stunden: Das Gleiche wie beim Frühstück auch zum Mittagessen einnehmen. Bei Bedarf bei Hungergefühl zusätzlich eine Basensuppe. Immer gründlich kauen und einspeicheln.
- Abends: Das Gleiche wie zum Frühstück und Mittagessen einnehmen. Bei Bedarf und Hungergefühl 1 bis 2 Tassen Kräutertee, aufgewertet mit 1 Teelöffel Ahornsirup oder Honig und etwas Zitronensaft – löffelweise einnehmen.
- Tagsüber Trinkkur: Oftmals gutes Trinkwasser, dünn gebrühten Kräutertee oder stilles Mineralwasser trinken. Dies dient der Ausschwemmung von Schadstoffen. Als Faustregel gilt: 2 bis 4 Liter pro Tag! Beachten Sie, dass Kaffee, Espresso und Alkohol in dieser Zeit tabu sind!

PSYCHOTIPP

Da muss man durch

Die ersten 2 bis 3 Tage könnten Sie sich aufgrund der Entsäuerung und Entgiftung etwas schlecht fühlen, mitunter von Kopfschmerzen und Stimmungstiefs begleitet. Aber Durchhalten lohnt sich, denn hinterher spüren Sie eine deutliche Erleichterung.

Für Ihr körperliches Wohlbefinden empfehlen wir:

- Morgens und abends: Den ganzen Körper trocken frottieren. Dann kurz warm und kalt duschen oder abwaschen. Mit einem groben, trockenen Tuch warm reiben oder trocken bürsten. Dies dient der Entgiftung und der Zirkulationsanregung!
- Vor dem Mittagessen: Legen Sie eine Entspannungsphase ein. Oder, falls möglich: Legen Sie sich mit einer feuchten Wärmeauflage (Wärmflasche in feuchtem Handtuch) auf dem Bauch für 30 bis 60 Minuten hin.
- Abends: Gehen Sie früh zu Bett, mit feuchter Wärmeauflage auf dem Bauch.

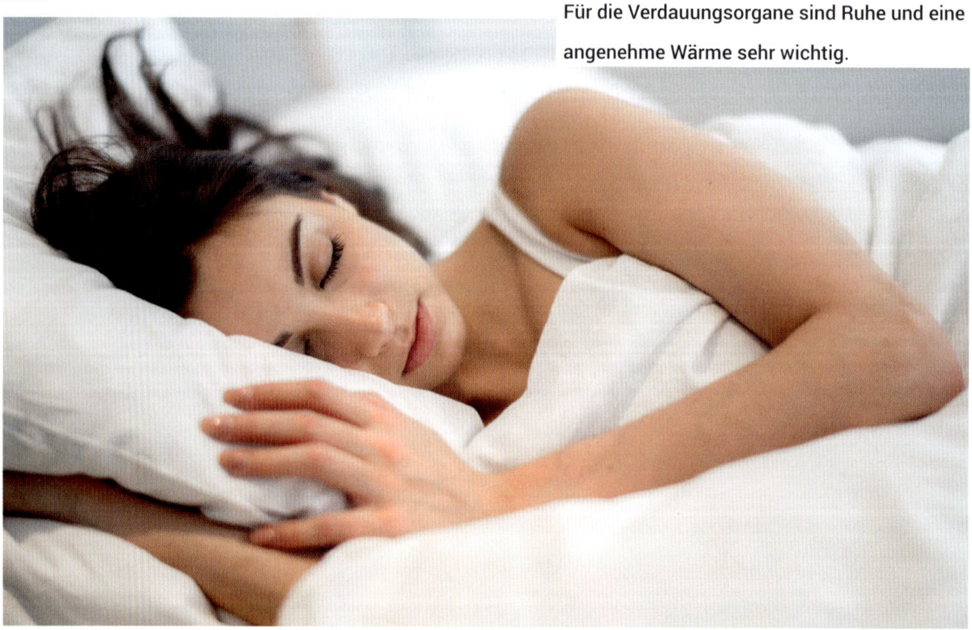

Für die Verdauungsorgane sind Ruhe und eine angenehme Wärme sehr wichtig.

Das Mikrobiom wird immer mehr erforscht und so gewinnt auch die Vielfalt natürlicher Mikroorganismen im Darm immer mehr an Bedeutung. Alles hängt mit der Symbiose zusammen.

Hilfsmittel für die Entlastungstage

» Hier finden Sie alles, was Sie zur Durchführung brauchen, um Ihren Darm zu entlasten und auf die Ernährungsumstellung vorzubereiten.

Zur Darmreinigung

Eine Ableitungskur leitet die Darmreinigung ein. Sie spendet dem Körper Erleichterung und leert ihn vollständig.

BITTERSALZ ALS UNTERSTÜTZUNG Bittersalz oder F.-X.-Mayr-Passagesalz zum Abführen erhalten Sie in jeder Apotheke. Sie bereiten das Bitterwasser wie folgt zu: Geben Sie 1 bis 3 gehäufte Teelöffel Bittersalz in ¼ Liter lauwarmes Wasser. Rühren Sie gut um und achten Sie darauf, dass sich die Kristalle gut auflösen. Beschleunigen Sie die gesamte Mischung etwas mit dem Löffel und trinken Sie am besten alles in einem Zug aus.

BASENPULVER ZUR ENTSÄUERUNG Um die Entsäuerung zusätzlich zu intensivieren, ist die Gabe von basenspendenden Mineralstoffen in Form eines speziell zusammengestellten Basenpulvers zu empfehlen. Dieses nimmt man im Laufe des Entlastungstages ein: morgens gemeinsam mit dem Bitterwasser, erneut am Vor- und Nachmittag und schließlich abends. Dabei ist zu beachten, dass die Einnahme nicht kurz vor bzw. nach den Essenszeiten erfolgt.

Basenpulver gibt es in jeder Apotheke. Es kann aber auch nach dem Rezept von Dr. Erich Rauch (Zusammensetzung: Calcium carbon 60,0 / Kalium citr. 15,0 / Kalium hydrogencarb. 10,0 / Magnes. citr. 20.0 / Natrium hydrogencarb. 85,0 / Natrium monohydrogenphos. 10,0) in der Apotheke hergestellt werden. Davon 1 bis 2 Esslöffel mit jeweils ¼ bis ½ Liter Wasser anrühren und trinken.

Zum Trinken

Während der drei Entlastungstage nach Mayr soll oft und reichlich getrunken werden: gutes Trinkwasser, stilles (kohlensäurearmes) Mineralwasser, Gemüsebrühe ohne Salz und viel Biokräutertee. Verwenden Sie nur hochwertige getrocknete Kräuter z. B. aus der Apotheke oder frisch geerntete Kräuter aus dem Garten. Ein wärmendes, schwach gebrühtes Ingwerwasser kann bei Bedarf eine Alternative sein.

Teezubereitung

- Zur Teezubereitung gießen Sie 1 Prise Kräuter mit kochendem Wasser auf, lassen den Tee 1 bis 2 Minuten ziehen und seihen ihn ab. Abends können Sie bei Bedarf (außer bei Fruktoseunverträglichkeit) 1 Teelöffel Honig einrühren. Vorher soll der Tee auf Trinktemperatur abgekühlt sein, da über 50 °C die Fermente des Honigs zerstört werden. Als Teesorten eignen sich: Fenchel, Lindenblüte, Zitronenmelisse, Käsepappel (Malve), Johanniskraut, Schafgarbe.
- Achtung: Nehmen Sie keine säuernden Teesorten wie Hibiskus-, Hagebutten- oder Früchtetee zu sich.

INFO

Kaffee und Espresso

Kaffee ist während der Entlastungstage tabu, da er stark säurebildend ist. Zudem setzt er das Stresshormon Adrenalin frei, was Sportler für ihre Energiereserven nutzen, um zu gewinnen. Hinter dem Computer sitzend ist das wohl kontraproduktiv, denn sobald der Adrenalin-Kick nachlässt, kommen Erschöpfung und Müdigkeit – manchmal sogar begleitet von Reizbarkeit und Kopfweh – als Nachwirkung dazu. Wenn es aber gar nicht ohne Koffein als Auslöser geht, dann nehmen Sie zumindest einen kleinen, kurz gemachten Espresso. Der ist im Vergleich zum üblichen Filterkaffee bekömmlicher. Außerdem ist Koffein ja wasserlöslich, und je weniger Flüssigkeit im Kaffee, desto weniger Koffein nimmt man auf. Großen Einfluss haben auch der Mahlgrad und die Röstung der Kaffeebohne. Eine Alternative wäre auch Malzkaffee mit Milch. Die Milch neutralisiert die Säure ebenso wie ein großes Glas Wasser zum Kaffee.

Sorgen Sie für einen gesunden Lifestyle.
Stellen Sie Ihre Ernährung um.
Versuchen Sie gemeinsam zu essen.

Aufbau der drei Entlastungstage

Suchen Sie sich EINE für Sie passende Variante aus: Sie wählen zum Beispiel eine Portion Fladenbrot mit Gemüseaufstrich und löffeln dazu einen Kräutertee. Oder Sie entscheiden sich statt Brot für warme Kartoffelscheiben, die Sie mit einer Portion Aufstrich oder gedämpftem Gemüse essen. Zu Mittag und Abend gibt es dann das Gleiche wieder. Sie können – müssen aber nicht – das zusätzliche Angebot einer Basensuppe zu Mittag annehmen. Es darf nur kein arges Hungergefühl auftreten. Notfalls kauen Sie ein halbes Fladenbrot zusätzlich oder essen einen zusätzlichen Aufstrich oder eine Basensuppe. Sie können sich am Abend – falls es für Sie ausreichend ist – auch nur mit Basensuppe und Fladenbrot zum Einspeicheln begnügen. Wie gesagt, zu Mittag müssen Sie die angebotene Basensuppe nicht zusätzlich essen, wenn es Ihnen auch so gut geht. Mit langsamem Essen und gutem Kauen und Einspeicheln wird ein angenehmes Sättigungsgefühl erzeugt.

INFO

Aus der Apotheke

Kaufen Sie für die Entlastungstage in einer Apotheke Folgendes:
1 Dose Basenpulver, 6 Portionen Bittersalz oder F.-X.-Mayr-Passagesalz und 2 bis 3 Sorten Kräutertee, offen, aus biologischem Anbau.

Entlastungstage

Frühstück vegan und hochbasisch

Variante 1 1 Portion Gemüse (Oliven-Tofu-Aufstrich oder Avocadoaufstrich mit Mandelmilch oder Sojacreme püriert). Dazu ein Gemüse- oder Kartoffelfladen. Kräutertee.

Variante 2 1 Portion Sojajoghurt mit Gemüse oder Kartoffelfladen. Kräutertee.

Variante 3 Eine mittelgroße, stärkearme und frisch gedämpfte Pellkartoffel mit einer Portion gewähltem Aufstrich oder stattdessen ein gedämpftes Gemüse. Dazu Kräutertee, auch mit etwas Mandelmilch vermischt.

Frühstück vegetarisch

Variante 1 1 Portion veganer Aufstrich oder Schafs-, Ziegen- bzw. Quarkaufstrich.

Variante 2 1 Natur-Schafsjoghurt oder 1 Acidophilus/Sauermilch.

Getränk Zum Löffeln/Einspeicheln grüner Tee, Kräutertee oder Malzkaffee mit Milch.

Dazu bei beiden Varianten Vegane Fladen oder glutenfreie Buchweizenbrötchen oder Hirse- oder Buchweizenfladen (auch getoastet) oder im Naturkostladen gekauftes Buchweizen-Knäckebrot oder Reiswaffeln.

Zwischendurch

Viel Trinken! Viel Kräutertee und 2 bis 3 Tassen basische Gemüsebrühe ohne Salz.

5 Stunden Pause Zwischen den Mahlzeiten 5 Stunden Pause einhalten.

Bewegung Nach Möglichkeit auch zwischendurch leichte körperliche Bewegung machen.

Mittags – das Gleiche wie morgens

Bei Bedarf nur das Gleiche wie beim ausgewählten Frühstück oder zusätzlich eine pürierte Basensuppe mit Fladenbrot einspeicheln.

Abends – das Gleiche wie morgens

Bei Bedarf nur das Gleiche wie beim gewählten Frühstück oder zusätzlich Kräutertee mit Ahornsirup/Honig und etwas Zitronensaft mit Fladenbrot einspeicheln.

Biologische Lebensmittelqualität möglichst unbehandelt und unverarbeitet sind die beste Grundlage für die Rezepte. Das Leben beginnt im Boden.

Rezepte für die Entlastungstage

» Auf den folgenden Seiten finden Sie alle Rezepte, die Sie zur Durchführung der Entlastungstage brauchen. Erinnern Sie sich daran, was die Piktogramme bei den Rezepten bedeuten, die angeben, welche Zutaten Sie weglassen sollten, falls bei Ihnen eine entsprechende Befindlichkeit vorliegt:

(L) = Laktoseintoleranz
(F) = Fruktoseunverträglichkeit
(G) = Glutenunverträglichkeit
(H) = Histaminintoleranz

INS BÜRO MITNEHMEN Alle hier folgenden Suppen können in einer Thermoskanne warm gehalten oder, falls möglich, im Büro warm gemacht werden. Zum Einspeicheln dazu ein Fladenbrot aus Gemüse, Kartoffeln, Hirse oder Buchweizen wählen und im Büro genüsslich verspeisen. So sind Sie auch tagsüber gut versorgt und gönnen Ihrem Körper eine gute Versorgung mit Nährstoffen.

PSYCHOTIPP

Nicht Verzicht, sondern Genuss

Bedauern Sie sich nicht selbst dahingehend, was Sie alles nicht essen sollten oder dürften. Denken Sie vielmehr an Ihre neuen, anderen Möglichkeiten eines gesunden und genussvollen Ernährungsverhaltens.

Grundrezept

Basische Gemüsebrühe

4 Portionen / 35 Minuten

500–700 g Gemüse nach Jahreszeit (z. B. Möhren, Sellerie, Stangensellerie mit Grün, gelbe Rüben, Pastinaken, Fenchel)
3 l kaltes Wasser
1 Bund Liebstöckel
4 Lorbeerblätter
3–4 Gewürznelken
1 TL Wacholderbeeren

Geeignet (L)
Möhren oft nicht geeignet (F)
Geeignet (G)
Geeignet (H)

1 Gemüse waschen, nach Bedarf abschaben bzw. putzen und sehr klein schneiden.

2 Das Gemüse in einen Kochtopf geben und das Wasser angießen. Die Gewürze dazugeben.

3 Alles aufkochen, die Hitzezufuhr reduzieren und das Gemüse ca. 30 Minuten mehr ziehen als kochen lassen.

4 Die jeweils benötigte Brühe durch ein feines Haarsieb abseihen. Die restliche Brühe mit dem Gemüse im Topf abkühlen lassen.

BERUFSTIPP **Füllen Sie die Brühe kochend heiß in eine Thermoskanne ein und nehmen Sie sie statt Tee zur Arbeit mit. Genießen Sie jeden einzelnen Schluck!**

Chapatibrot

4 Portionen / 20 Minuten plus 15 Minuten Ruhezeit

200 g Buchweizenmehl
50 g Hirsemehl
¼ TL Meersalz
200 ml lauwarmes Wasser

Außerdem
glutenfreies Mehl zum Bestäuben

Geeignet (L)
Geeignet (F)
Geeignet (G)
Geeignet (H)

1 Buchweizen- und Hirsemehl mit Salz und lauwarmem Wasser zu einem Teig vermischen. Den Teig gut kneten. In ein Tuch wickeln und 15 Minuten in den Kühlschrank legen.

2 Teig noch einmal durchkneten und daraus 12 Bällchen formen. Mit Mehl bestäuben und mit einem Nudelholz zu etwa 18 Zentimeter großen, aber sehr dünnen Fladen ausrollen.

3 Eine beschichtete Pfanne mit 20 Zentimeter Durchmesser ohne Fett erhitzen. Teigfladen darin beidseitig gut anbraten.

BERUFSTIPP **Backen Sie die Fladen auf Vorrat und frieren Sie sie einzeln verpackt ein.**

WENN ES SCHNELL GEHEN SOLL **Kaufen Sie beim Inder ein glutenfreies Fladen-Hirsebrot und toasten Sie die Scheiben.**

Buchweizenbrötchen

15 Stück / 50 Minuten plus 2 Tage Ruhezeit

500 g Buchweizenmehl
300–350 ml warmes Wasser
1 Würfel frische Hefe (42 g) oder 1 Päckchen Trockenhefe
¼ TL Meersalz
1 TL Kümmel
1 TL Anis

Außerdem
glutenfreies Mehl für das Blech

(L) Geeignet
(F) Geeignet
(G) Geeignet
(H) Geeignet ohne Hefe

1 Mehl, Wasser, Hefe und Salz mit dem Teighaken in einer Rührmaschine zu einem gut formbaren Teig kneten. Zudecken und 15 bis 20 Minuten gehen lassen.

2 Ein Backblech mit Mehl bestäuben. Den Teig zu einer Rolle formen und ca. 40 Gramm schwere Teigstücke abstechen. Daraus kleine Kugeln formen, diese auf das bemehlte Backblech legen, zudecken und 15 bis 20 Minuten gehen lassen.

3 Den Backofen auf 220 °C (Umluft 200 °C, Gas Stufe 4–5) vorheizen.

4 Die Brötchenrohlinge mit etwas Wasser bestreichen und mit Kümmel und/oder Anissamen bestreuen. Das Backblech in den heißen Backofen schieben und die Brötchen in 15 Minuten goldbraun backen.

5 Die Brötchen herausholen, auf ein Gitter legen und erkalten lassen. Mit einem Tuch zudecken und 2 Tage liegen lassen.

BERUFSTIPP Backen Sie die Brötchen auf Vorrat und frieren Sie sie einzeln verpackt ein. Wenn es schnell gehen soll, kaufen Sie beim Bäcker glutenfreie Brötchen.

INFO

Kursemmel

Das viele Gluten im Getreide wird neben den Pestiziden auch für gesunde Menschen immer mehr zum Problem. Die im F.-X.-Mayr-Kurprogramm so wichtige Kursemmel (früher war es die Weizen-Kursemmel) kommt in unserem Buch als Buchweizenbrot bzw. -brötchen vor, da Buchweizen glutenfrei ist. Mit dem oben stehenden Rezept haben Sie Ihr Kauwerkzeug in der Hand. Schneiden Sie das 2 Tage lang durchgetrocknete Brötchen in dicke Scheiben und verwenden Sie es zum Kauen und Einspeicheln während der Entlastungstage.

Basischer Buchweizenfladen

8 Portionen / 20 Minuten

4 EL Soja-Keimlinge oder andere Keimsprossen
500 g Buchweizenmehl
½ l Mineralwasser mit Kohlensäure
¼ TL Meersalz
1 TL frisch geschnittene Petersilie
2 EL Mandelstifte

Zum Bestreuen
2 EL Kürbiskerne

Geeignet (L)
Mandelstifte und Kürbiskerne oft nicht geeignet (F)
Geeignet (G)
Mandelstifte und Kürbiskerne oft nicht geeignet (H)

1 Die Keimlinge unter fließendem Wasser abspülen, dann klein schneiden. Die Kürbiskerne zum Bestreuen grob hacken.

2 Mehl mit Mineralwasser, Salz, den klein geschnittenen Keimlingen, Petersilie und Mandelstiften mischen.

3 Den Backofen auf 220 °C (Umluft 200 °C, Gas Stufe 4–5) vorheizen. Zwei Backbleche mit Papier auslegen.

4 Teig in 8 Stücke portionieren und mit einem nassen Löffel zu je vier sehr dünnen Fladen auf ein Backblech ausstreichen. Die Fladen mit den grob gehackten Kürbiskernen bestreuen.

5 Die Backbleche in den heißen Backofen schieben und die Fladen in 20 Minuten knusprig braun backen. Herausnehmen und auf einem Gitter abkühlen lassen.

INFO Da die Buchweizenfladen ohne Hefe sind, können sie frisch verwendet werden. Hefebrot ist blähungsfreudig und muss zuvor 2 bis 3 Tage abliegen.

WENN ES SCHNELL GEHEN SOLL Kaufen Sie glutenfreies Buchweizenbrot und toasten Sie die Scheiben. Das macht ein kleberfreies Brot noch leichter bekömmlich.

Basischer Avocadoaufstrich

4 Portionen / 10 Minuten

2 gut reife Avocados
2 EL Sojasahne oder Mandelmilch
Meersalz
¼ TL Zitronensaft
frisch gemahlener Galgant

Geeignet (L)
Sojasahne und Mandelmilch oft nicht geeignet (F)
Geeignet (G)
Zitrone und Sojasahne oft nicht geeignet (H)

1 Jede Avocado der Länge nach halbieren, die zwei Hälften in sich verdrehen und damit den Kern auslösen. Mit einem Löffel das weiche Avocadofleisch herausheben.

2 Das Avocadofruchtfleisch in eine Schüssel geben und mit einer Gabel fein zerdrücken. Sojasahne oder Mandelmilch, etwas Salz, Zitronensaft und etwas Galgant dazugeben und alles gut miteinander vermischen.

TIPP Zugedeckt im Kühlschrank aufbewahren. Avocadokerne in den Aufstrich legen, dann bleibt er schön grün.

Das Bild zum Rezept finden Sie auf Seite 71 unten.

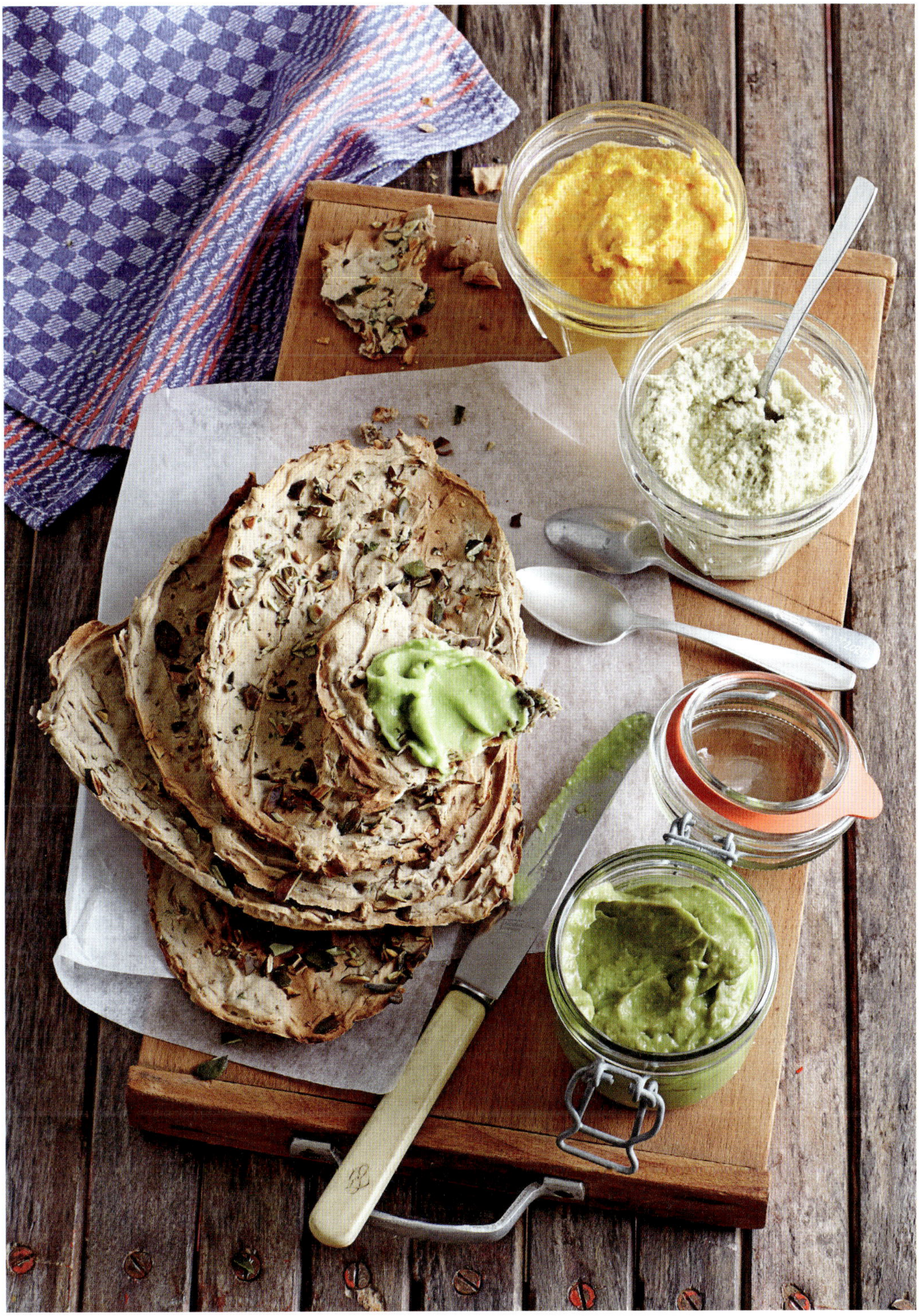

Basische Kartoffelfladen

6 Portionen / 25 Minuten

300 g mehligkochende Kartoffeln
¼ TL Meersalz
100 g gemahlene Mandeln oder Erdnüsse

Geeignet (L)
Mandeln und Erdnüsse oft nicht geeignet (F)
Geeignet (G)
Mandeln und Erdnüsse oft nicht geeignet (H)

1 Kartoffeln waschen, schälen und fein reiben. Die Kartoffelmasse etwas ausdrücken, salzen und mit gemahlenen Mandeln oder Erdnüssen mischen.

2 Aus der Masse in einer beschichteten Pfanne 6 dünne Fladen 2 bis 3 Minuten beidseitig braun backen. Herausnehmen und auf einem Gitter abkühlen lassen.

3 Oder den Kartoffelteig dünn auf Backpapier ausstreichen und im vorgeheizten Backofen bei 220 °C (Umluft 200 °C, Gas Stufe 4–5) ca. 20 Minuten backen.

BERUFSTIPP **Backen Sie die Fladen auf Vorrat und frieren Sie sie einzeln verpackt ein.**

Basische Gemüsefladen

6 Portionen / 25 Minuten

150 g Möhren
150 g Knollensellerie
100 g Erdmandeln
2 EL Kürbiskerne
¼ TL Meersalz
2 EL Kartoffelmehl

Geeignet (L)
Erdmandeln und Kürbiskerne oft nicht geeignet (F)
Geeignet (G)
Erdmandeln und Kürbiskerne oft nicht geeignet (H)

1 Möhren und Sellerie waschen, schälen und auf einer Gemüsereibe fein reiben.

2 Erdmandeln und Kürbiskerne grob hacken und zum Gemüse geben. Salzen und alles mit Kartoffelmehl mischen.

3 Entweder in einer beschichteten Pfanne 6 Gemüsefladen beidseitig braten. Oder den Gemüseteig auf ein Backpapier dünn ausstreichen und im vorgeheizten Backofen bei 220 °C (Umluft 200 °C, Gas Stufe 4–5) ca. 20 Minuten backen. Herausnehmen und auf einem Gitter abkühlen lassen.

INFO **Erdmandeln sind Sprossknollen eines Riedgrasgewächses. Sie werden getrocknet in Naturkostläden verkauft. Sie schmecken wie Haselnüsse oder Mandeln.**

BERUFSTIPP **Backen Sie die Fladen auf Vorrat und frieren Sie sie einzeln verpackt ein.**

Hirsefladenbrot mit Erdnüssen

1 Die Erdnüsse grob hacken. Die Pinienkerne zum Bestreuen ebenso grob hacken und bis zur Verwendung beiseite legen.

2 Beide Mehlsorten mit Mineralwasser, Salz, gehackten Erdnüssen, Majoran, Thymian, Kardamom und Olivenöl mischen.

3 Den Backofen auf 220 °C (Umluft 200 °C, Gas Stufe 4–5) vorheizen. Zwei Backbleche mit Papier auslegen.

4 Den Teig portionieren und mit einem nassen Löffel zu je vier sehr dünnen Fladen auf ein Backblech ausstreichen. Die Fladen mit den gehackten Pinienkernen bestreuen.

5 Die Backbleche in den heißen Backofen schieben und die Fladen in 20 Minuten knusprig braun backen. Herausnehmen und auf einem Gitter abkühlen lassen.

BERUFSTIPP Backen Sie die Fladen auf Vorrat und frieren Sie sie einzeln verpackt ein.

WENN ES SCHNELL GEHEN SOLL Kaufen Sie beim Bäcker ein glutenfreies Hirsebrot und toasten Sie die Scheiben.

8 Portionen / 25 Minuten

2 EL Erdnüsse, geröstet und gesalzen
300 g Hirsemehl
200 g Buchweizenmehl
½ l Mineralwasser mit Kohlensäure
¼ TL Meersalz
1 TL Majoran und Thymian
1 Prise Kardamom
2 EL Olivenöl

Zum Bestreuen
2 EL Pinienkerne

(L) Geeignet
(F) Erdnüsse und Pinienkerne oft nicht geeignet
(G) Geeignet
(H) Erdnüsse Pinienkerne oft nicht geeignet

Basischer Gemüseaufstrich

1 Möhren und Sellerie waschen, putzen, schälen und grob schneiden. Auf einen Dämpfeinsatz in einem Topf mit etwas Wasser geben und ca. 10 Minuten gut weich dämpfen.

2 Ingwer schälen und klein schneiden. Das Gemüse abkühlen lassen und in einem Mixer mit Ingwer, Mandel- und Erdnusspaste und etwas Salz pürieren.

BERUFSTIPP Der Gemüseaufstrich hält 2 bis 3 Tage im Kühlschrank.

Das Bild zum Rezept finden Sie auf Seite 71 (oben).

4 Portionen / 20 Minuten

150 g Möhren
150 g Knollensellerie
¼ TL frischer Ingwer
2 EL Mandelpaste
2 EL Erdnusspaste, Meersalz

(L) Geeignet
(F) Sellerie, Mandeln und Erdnuss oft nicht geeignet
(G) Geeignet
(H) Mandeln und Erdnuss oft nicht geeignet

Oliven-Tofu-Aufstrich

4 Portionen / 10 Minuten

150 g entsteinte Oliven
250 g Tofu natur
4 EL Mandelmus
3 EL kalt gepresstes Olivenöl
½ TL Wasabi (Wassermeerrettich)

Geeignet (L)
Mandelmus oft nicht geeignet (F)
Geeignet (G)
Mandelmus oft nicht geeignet (H)

1 Oliven in einem Zerkleinerer fein pürieren. Tofu, Mandelmus, Olivenöl und Wasabi dazugeben. Alles cremig pürieren.

2 Bis zum Verzehr zugedeckt im Kühlschrank aufbewahren.

TIPP Hält 2 bis 3 Tage. Kann auch zur Hälfte mit Schafskäse gemischt werden.

Das Bild zum Rezept finden Sie auf Seite 71 (Mitte).

Quark-Leinöl-Aufstrich

4 Portionen / 10 Minuten

150 g milder Schafskäse
250 g Schafsquark (oder Ziegenquark)
4 EL kalt gepresstes Leinöl
4 EL Sahne oder Mandelmilch
Meersalz

Geeignet mit laktosefreien Milchprodukten (L)
Mandelmilch oft nicht geeignet (F)
Geeignet (G)
Geeignet mit Frischkäse (H)

1 Schafskäse klein schneiden und mit Quark in einem Zerkleinerer (Cutter) pürieren.

2 Leinöl und Sahne oder Milch dazugeben, nach Bedarf 1 Prise Salz zufügen und alles erneut kurz aufmixen.

3 Bis zum Verzehr zugedeckt im Kühlschrank aufbewahren.

TIPP Kann auch mit Früchten und Sanddornsirup als Müsli zum Frühstück verwendet werden. Hält 2 bis 3 Tage. Gut zum Mitnehmen.

INFO

Kochsalz dosieren

Da auch Meersalz zunehmend mehr mit Mikroplastik belastet ist, weichen Sie besser auf Ur-Steinsalz aus. Salzen Sie eher weniger als zu viel. Eine exakte Mengenangabe ist schwierig, weil der Bedarf mit dem Maß an Bewegung (Schwitzen) zusammenhängt. Zu viel Salz (NaCi) kann aber hohen Blutdruck verursachen.

Pellkartoffeln

1 Die Kartoffeln mit Schale gut waschen. In ein Dampfgerät geben und in ca. 1 Stunde weich dämpfen.

2 Die Kartoffeln heiß pellen, in dicke Scheiben schneiden und auf warmen Tellern anrichten. Ein wenig salzen.

ALS BEILAGE Mit Oliven-Tofu-Aufstrich oder Avocadoaufstrich genießen.

TIPP Pellkartoffeln statt Fladenbrot verzehren.

TIPP Junge Kartoffeln mit ganz dünner Haut können auch mitsamt der Schale gegessen werden. Der hochbasische Erdapfel (Kartoffel) hat auf 100 Gramm nur 75 Kalorien, 15 Prozent Kohlenhydrate und 0 Prozent Fett. Auch Eisen, Zink und Magnesium beinhaltet die Knolle.

BERUFSTIPP Kartoffeln am selben Tag vorgaren und vor dem Verzehr im Dampf heiß machen.

2 Portionen / 60 Minuten

2 große mehligkochende Kartoffeln
Meersalz

(L) Geeignet
(F) Geeignet
(G) Geeignet
(H) Geeignet

FÜR DIE AUFBAUWOCHE

Kartoffelkäse

In der Aufbauwoche können Sie einen basischen sogenannten Kartoffelkäse zubereiten: Für 4 Portionen 400 Gramm gedämpfte Kartoffeln pellen, warm durch eine Kartoffelpresse drücken und mit 1 klein geschnittenen Zwiebel, 3 gehackten Knoblauchzehen, 1 Esslöffel Paprikapulver edelsüß, 2 Esslöffel Schnittlauch, 40 Gramm flüssiger Butter, 100 Gramm Crème fraîche, etwas Meersalz, Pfeffer und gemahlenem Kümmel zu einem Aufstrich vermischen.

Grundrezept Basensuppen

Fenchel-Basensuppe

4 Portionen / 15 Minuten

300 g Gemüse (hier: Fenchel)
1 l Gemüsebrühe
Meersalz
1 EL Kräuter (hier: Fenchelgrün)
frisch geriebene Muskatnuss
2 EL Sojasahne

Geeignet (L)
Sojasahne oft nicht geeignet (F)
Geeignet (G)
Sojasahne oft nicht geeignet (H)

1 Geputztes Gemüse klein schneiden. Mit Brühe und wenig Salz in etwa 10 Minuten weich kochen lassen.

2 Kräuter, Muskatnuss und Sahne dazugeben. Fein pürieren.

KRÄUTER-BASENSUPPE 250 Gramm Kartoffeln würfeln. Mit Brühe weich kochen. Mit Kerbel und Majoran pürieren.

MÖHREN-BASENSUPPE 300 Gramm geschälte Möhren und etwas Ingwer klein schneiden. Wie beschrieben kochen.

PASTINAKEN-BASENSUPPE 300 Gramm geputzte Pastinaken klein schneiden und wie beschrieben zubereiten.

SELLERIE-BASENSUPPE 300 Gramm geputzten Knollensellerie klein schneiden und wie beschrieben zubereiten.

TIPP Alle Basensuppen mit Brühe beliebig verdünnen.

Kürbis-Ingwer-Basensuppe

4 Portionen / 15 Minuten

400 g Kürbis (Muskat- oder Hokkaidokürbis)
½ TL frischer Ingwer
1 säuerlicher Apfel
1 l Gemüsebrühe
Meersalz
2 EL Sojasahne oder Mandelmilch
1 EL frisch gehackte Petersilie

Geeignet (L)
Nicht geeignet (F)
Geeignet (G)
Sojasahne und Mandelmilch oft nicht geeignet (H)

1 Muskatkürbis, Ingwer und Apfel schälen und klein schneiden. Hokkaidokürbis wird mit Schale verwendet.

2 Kürbis, Apfel und Ingwer in einen Topf geben, mit Gemüsebrühe aufgießen, salzen und halb zugedeckt ca. 10 Minuten weich garen lassen.

3 Sojasahne oder Mandelmilch zur Suppe geben und alles zu einer cremigen Suppe pürieren. Mit Petersilie garnieren.

TIPP Hält sich gut 2 bis 3 Tage im Kühlschrank.

ZUCCHINISUPPE 400 Gramm Zucchini klein schneiden und wie beschrieben zubereiten.

Das Bild zum Rezept finden Sie auf Seite 77 oben.

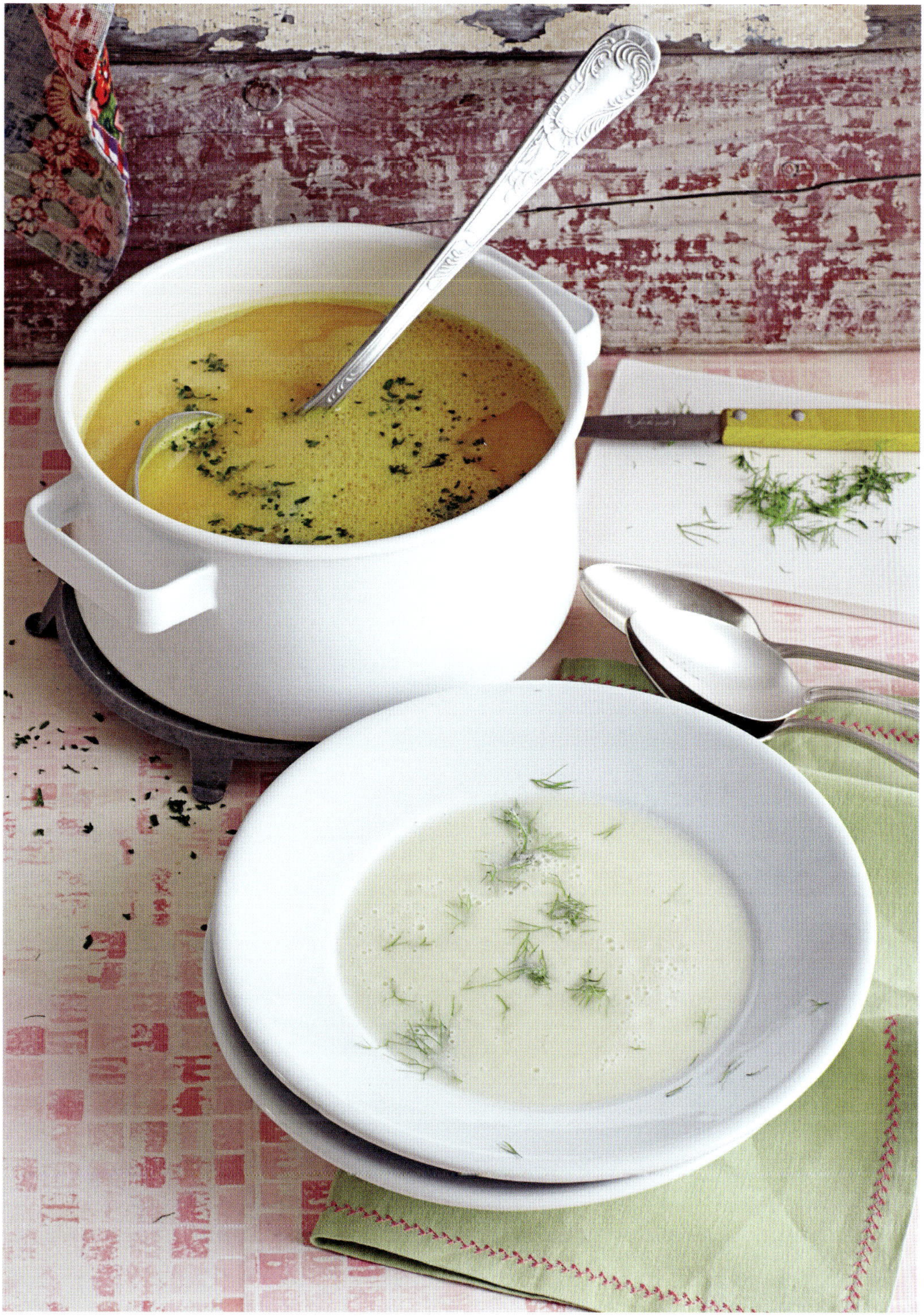

Kartoffel-Kräuter-Suppe

4 Portionen / 15 Minuten

350 g mehligkochende Kartoffeln
¼ TL Meersalz
1 l Gemüsebrühe
1 EL frische Kräuter (z. B. Majoranblätter)
2 EL Sojasahne oder Mandelmilch
frisch geriebene Muskatnuss

Geeignet (L)
Sojasahne und Mandelmilch oft nicht geeignet (F)
Geeignet (G)
Sojasahne und Mandelmilch oft nicht geeignet (H)

1 Kartoffeln waschen, schälen, klein schneiden und in einen Topf geben. Salzen, mit Gemüsebrühe aufgießen und halb zugedeckt ca. 10 Minuten weich garen.

2 Kräuter waschen, trockenschwenken und von den Stielen zupfen. Kräuter und Sojasahne oder Mandelmilch zur Suppe geben. Mit Muskatnuss würzen und alles sämig pürieren.

SCHWARZWURZELSUPPE 300 Gramm geputzte Schwarzwurzeln klein schneiden und wie beschrieben zubereiten.

SPARGELSUPPE 300 Gramm geputzten Spargel klein schneiden und wie beschrieben zubereiten.

BLUMENKOHLSUPPE 300 Gramm geputzten Blumenkohl in Röschen teilen und wie beschrieben mit 1 Liter Gemüsebrühe zubereiten oder zur Hälfte mit Kartoffeln mischen.

BROKKOLISUPPE 300 Gramm geputzten Brokkoli in Röschen teilen und analog zur Blumenkohlsuppe zubereiten.

AVOCADOSUPPE 2 bis 3 gut reife Avocados und ⅛ l Gemüsebrühe mit rund zwei Drittel der fertig zubereiteten Kartoffelsuppe mixen.

PSYCHOTIPP

Vorsicht vor Heißhunger

Zu lange Esspausen bewirken, dass Sie plötzlich einen Mordshunger empfinden, einhergehend mit leichtem Tremor der Hände, starker innerer Unruhe und der Einbuße von Konzentration. Als Sofortmaßnahme kann ein Glas warmes Wasser getrunken werden, denn oft wird Hunger auch mit Durst verwechselt. Der Magen beruhigt sich durch 250 Milliliter Flüssigkeit dann zumindest kurzfristig. Traubenzucker kann diese Heißhungersymptome kurzzeitig stoppen, wird aber nicht empfohlen. Im Idealfall vermeiden Sie dieses Hungerphänomen durch regelmäßiges Essen und ausreichende Flüssigkeitszufuhr.

Tomaten-Basensuppe mit Basilikum

1 Freilandtomaten waschen, putzen und in Würfel schneiden (andere Tomaten blanchieren und häuten). Basilikumblätter waschen und grob schneiden, Chilischote fein hacken.

2 Tomatenwürfel in einen Topf geben und bei mittlerer Hitze etwa 5 Minuten einkochen lassen, bis die Flüssigkeit nahezu verdunstet ist. Mit Chili und Meersalz würzen.

3 Basilikum und Mandelmilch einrühren. Die Tomatensuppe nach Belieben pürieren.

INFO Tomaten enthalten Lycopine. Diese gelten als Antioxidantien, Radikalfänger und Jungbrunnen-Stoff, der auch gegen Krebs schützt. Diese fettlöslichen Carotinoide werden zur besseren Resorption erhitzt.

TIPP Freilandtomaten wenn möglich mit Haut essen. Wenn Sie Tomaten dennoch häuten wollen, dann legen Sie die Tomaten in eine kleine Schüssel und übergießen sie mit kochendem Wasser. Schon nach 1 bis 2 Minuten können Sie das Wasser abgießen und die Tomaten ganz leicht häuten, indem Sie die Haut einfach mit den Fingern abziehen.

4 Portionen / 10 Minuten

500 g Freilandtomaten
2 EL Basilikumblätter
¼ Chilischote
¼ TL Meersalz
2 EL Mandelmilch oder Sojasahne

(L) Geeignet
(F) Nicht geeignet
(G) Geeignet
(H) Nicht geeignet

INFO

Tomatenbasis

Dieses Rezept der Tomatensuppe liefert gleichzeitig auch die Tomatenbasis, auf die in kommenden Rezepten öfter verwiesen wird. Nach Wahl mit oder ohne Chili und Mandelmilch. Die Rezeptangabe von 500 Gramm Tomaten entspricht ca. einer Menge von ½ Liter oder 500 Gramm Tomatenwürfeln bzw. Tomatenbasis. Wie angeführt ist auch die Tomatenbasis in 10 Minuten fertig, sie soll aber nur eingekocht, nicht püriert werden. Sie hält gekühlt 2 bis 3 Tage oder kann auch gut eingefroren werden. Vor allem im Winter können Sie Tomatenwürfel ohne Zusätze auch in der Packung oder Dose kaufen.

Grundrezept

Basensauce

4 Portionen / 15 Minuten

180 g geputztes Gemüse (Knollensellerie, Pastinake oder Petersilienwurzel)

¼ l Gemüsebrühe

1 EL Sojasahne oder Mandelmilch

Geeignet (L)

Sojasahne und Mandelmilch oft nicht geeignet (F)

Geeignet (G)

Sojasahne und Mandelmilch oft nicht geeignet (H)

1 Gemüse klein schneiden, mit Gemüsebrühe in einen Topf geben und etwa 10 Minuten weich kochen.

2 Sojasahne oder Mandelmilch dazugeben und pürieren.

TIPP Etwas dicker gehalten eignet sich auch jede pürierte Basensuppe als Basensauce. Frische Kräuter inklusive.

INFO In Saucen versteckt sich normalerweise viel Fett. Diese ist leicht verdaulich und wird ohne Fett zubereitet.

INFO Die 4 Portionen Basensauce entsprechen einer Menge von ca. 250 Gramm oder ¼ Liter. Die Basensauce hält gekühlt 2 bis 3 Tage.

INFO

Nur jetzt ohne Fett

Während der Entlastungstage und in der Basenwoche erhalten Suppen und Saucen kein Fett! Nach der Basenwoche sollten Sie zusätzlich 1 Esslöffel Olivenöl verwenden.

Dampfgemüse

2 Portionen / 10 Minuten

400 g Wurzelgemüse (Möhren, Sellerie, Petersilienwurzel) und Fenchel

Meersalz

⅛ l Basensauce (Rezept siehe oben)

Geeignet (L)

Geeignet ohne Möhren (F)

Geeignet (G)

Geeignet (H)

1 Das Gemüse waschen, putzen, nach Bedarf schälen und klein schneiden.

2 In einem Dämpfeinsatz über Dampf weich garen. Salzen, mit Basensauce mischen und servieren.

TIPP Das Dampfgemüse ist eine beliebte Frühstücksvariante, die man auch als Dauerernährung vorsehen kann.

Mandelmilch

Für 4–6 Portionen / 5 Minuten

1 Handvoll Mandeln oder
3 EL weißes Mandelmus
¼ l kaltes Wasser

(L) Geeignet
(F) Mandeln oft nicht geeignet
(G) Geeignet
(H) Mandeln oft nicht geeignet

1 Mandeln mit Wasser in einem starken Mixer mixen, bis sich eine cremige Flüssigkeit bildet.

TIPP Die Mandelmilch im Kühlschrank aufbewahren.

WENN ES SCHNELL GEHEN SOLL Kaufen Sie ungesüßte Mandelmilch oder normale Kokosmilch. Alternativ können Sie auch laktosefreie Sojasahne, Soja- oder Kokosmilch verwenden.

ERNÄHRUNGSCOACH

Ende der ersten Etappe Ihrer Ernährungsreise

Mit diesen drei Entlastungstagen haben Sie die erste Etappe Ihrer Reise zur Ernährungsumstellung geschafft. Gratulation!
Nun ist es Zeit für eine Belohnung. Lesen Sie dazu noch mal auf Seite 38ff. nach, worauf Sie achten müssen, wenn Sie sich nun selbst für Ihr erreichtes Teilziel belohnen.
Versuchen Sie wahrzunehmen, in welcher Phase Ihrer geplanten Verhaltensänderung Sie sich gerade befinden. Ein Tipp dazu: Orientieren Sie sich momentan an den Phasen der Handlung (4) und der Aufrechterhaltung (5).
Seien Sie Ihr eigener Coach und beantworten Sie sich die der jeweiligen Phase der Verhaltensänderung zugehörigen Fragen, um mögliche Hürden und Widerstände zu überwinden: In welchem Verhältnis stehen derzeit Ihre Lüste zu Ihrem Gewissen? Verstecken sich Ihre Triebe noch immer hinter einer verschlossenen Tür zu Ihrem Verstand oder wurde diesem schon Einlass gewährt? Lassen Sie sich daran erinnern, Ihr Ernährungstagebuch mit kurzen Notizen über Ihre Gedanken, Ihre Befindlichkeiten, mögliche neue Erkenntnisse, der Art der Belohnung etc. zu füllen. Versuchen Sie nun mit Neugier und Freude in die zweite Etappe Ihrer Ernährungsreise zu gehen.

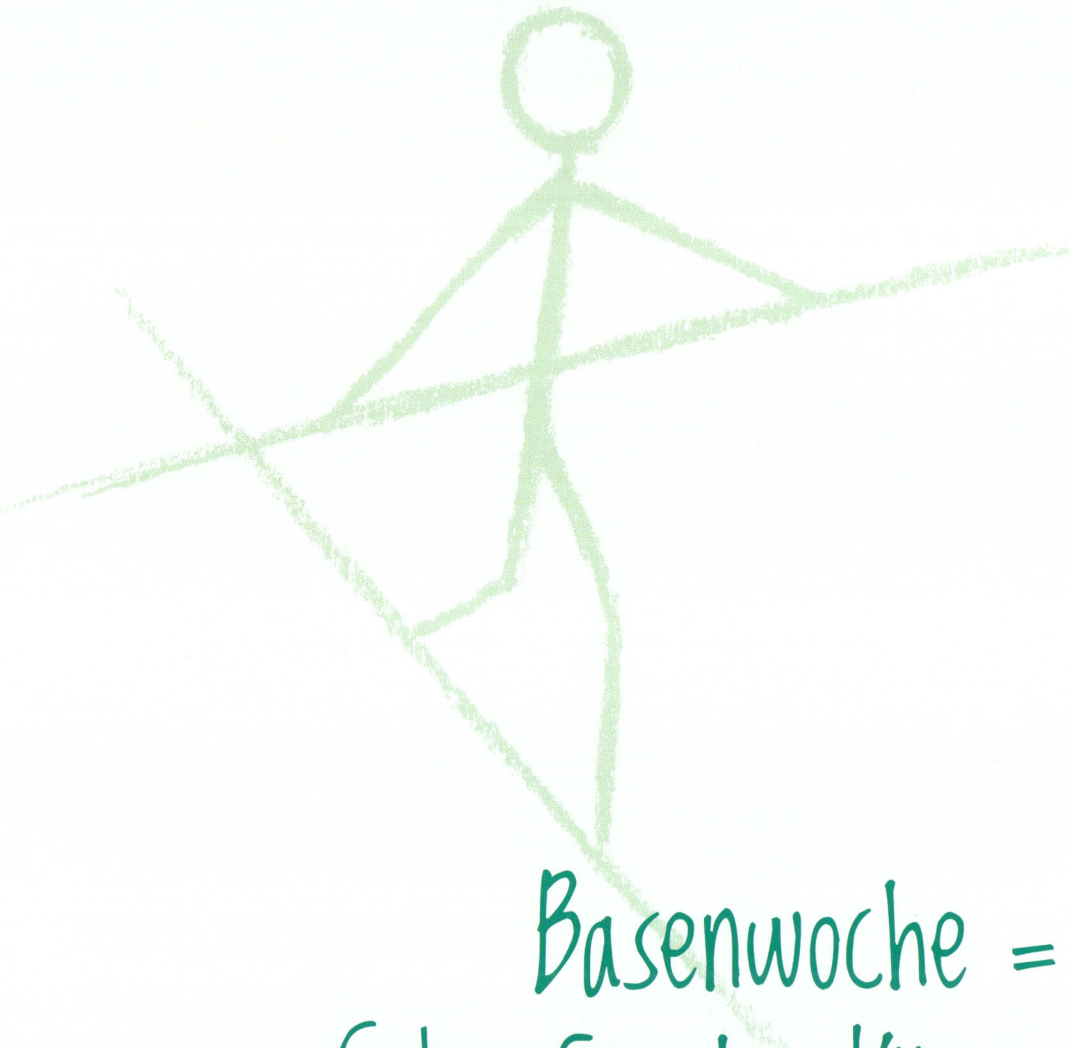

Basenwoche = Gutes für den Körper

Die vegane oder vegetarische und kohlenhydratreduzierte Schonkost-Basenwoche dient der weiteren Darmreinigung und Entgiftung des Körpers. Mit ihr wird das Entsäuern in leichter Form fortgesetzt.

Beachten Sie für mehr Wohlbefinden zusätzlich: Stressbewältigung, Elektrosmog, Umweltgifte, regelmäßige Ruhephasen

Essen ein Bedürfnis, Genießen eine Kunst!

Grundsätzlich sollten Sie sich während der Basenwoche für EINE der angebotenen Frühstücks- und Abendessen-Varianten entscheiden und im Sinne der Monotonie für die nächsten sieben Tage dabeibleiben. Auch beim Mittagessen bestehen keine zwingenden Abwechslungsmöglichkeiten, um der Heil bringenden, entlastenden Monotonie zu entsprechen. Dennoch können Sie hier aus sieben Möglichkeiten wählen, da die empfohlenen Basensuppen und Gemüsegerichte von der Grundzubereitung gleich sind und lediglich verschiedene Geschmacksrichtungen anbieten. Sie können also mittags täglich variieren oder bei Ihrer Lieblingssuppe bleiben und diese mehrmals in der Woche essen. Das Gleiche gilt für die Gemüse-Hauptgerichte.

VEGAN Aufgebaut ist die Basenwoche vegan, daher ist es sehr einfach, mit Schafsjoghurt, Schafsquark oder anderen Schafsmilchprodukten und Aufstrichen eine gelockerte vegetarische Variante daraus zu machen.

GAREN OHNE FETT Verwenden Sie zum Braten ohne Fett beschichtete Pfannen. Auf Dauer sollten Sie aber nicht ohne Fett kochen, sondern gute Pflanzenöle sinnvoll und sparsam verwenden. Nach der Basenwoche sollten Sie bei den Grundrezepten der Basensuppen zusätzlich 1–2 Esslöffel kaltgepresstes Leinöl oder Olivenöl verwenden.

FÜR BERUFSTÄTIGE ist die Zeit oft ein Problem. Alle Gerichte sind daher so vereinfacht, dass sie auch gut vorgekocht und, entsprechend verpackt, für die Verpflegung außer Haus mitgenommen werden können. Vorteilhaft im Büro ist, wenn es eine Kochplatte, einen Topf mit Dämpfeinsatz oder ein kleines Dampfgerät als Möglichkeit zum Warmmachen gibt. Sonst bleibt noch die gut bewährte Thermoskanne. Die Mikrowelle sollten Sie möglichst meiden.

Versuchen Sie Mikroplastik, Quecksilber und Schwermetalle so gut es geht zu vermeiden und achten Sie auf gesunden Schlaf. Verzichten Sie auf digitale Displays vor dem zu Bett gehen, Blaulicht hat großen Einfluss auf das Melatonin.

Aufbau der Basenwoche

» Klare Anweisungen – vor allem auf dieser wichtigen Wegstrecke – sorgen dafür, dass Sie eine erfolgreiche Ernährungsreise mit dem Ziel zu mehr Genuss und Wohlbefinden durchführen können. Auf dass Sie trotz Ihrer vielen beruflichen und privaten Herausforderungen gut für sich selbst sorgen!

Ein gutes Frühstück vorab

Die magenwärmenden glutenfreien Getreidebreie sind zwar leicht säureüberschüssig, doch das gleicht sich in der Balance über den Tag gut aus. Besonders empfehlenswert sind diese Breie für kälteempfindliche Menschen. Wenn Ihnen das weniger zusagt, dann essen Sie die glutenfreien Buchweizenfladen oder Hirsebrote aus den Entlastungstagen mit den basischen Aufstrichen. Als hochbasische Alternative dazu gibt es heiße Pellkartoffeln, in Scheiben geschnitten, mit einem vegetarischen Aufstrich. Wer keine Pellkartoffel zum Frühstück mag, kann auch in der Basenwoche die Kartoffel- oder Gemüsefladen mit den Aufstrichen aus den Entlastungstagen beibehalten, ebenso in der Dauerernährung.

INFO

Basenwoche

- Ohne Fisch, Fleisch, Eier, Kuhmilchprodukte, Zucker, Weizen
- Ohne Rohkost und Salate
- Ohne Fett bei der Zubereitung und kohlenhydratreduziert
- Mit Berücksichtigung der Nahrungsmittelunverträglichkeiten

Wenn das Mikrobiom im Darm vielfältig und im Gleichgewicht ist, dann läuft auch unser Immunsystem auf Hochtouren.

Tag 1 bis Tag 7 – Basenwoche

Frühstück – nur EINE Variante für die ganze Woche

Variante 1 Glutenfreier Getreidebrei aus Amaranth, Buchweizen, Hirse oder Quinoa mit Mandel-, Soja- oder Kokosmilch

Variante 2 Glutenfreie Buchweizenfladen oder Hirsebrot mit basischen Aufstrichen

Variante 3 Warme Pellkartoffel mit basischen Aufstrichen

Variante 4 Kartoffel- bzw. Gemüsefladen mit Avocadoaufstrich, Tofu-Oliven-Aufstrich

Tipp Einige Rezepte, die hier für die Basenwoche vorgeschlagen werden, kennen Sie bereits aus den Entlastungstagen!

Getränke – über den Tag verteilt

Kräutertee, grüner Tee, Gemüsebrühe, Ingwerwasser, Trinkwasser, stilles Mineralwasser

Mittags – beliebig auswählen oder immer das Gleiche essen

Tag 1 Kräuter-Basensuppe und Curry-Kürbis-Gemüse mit Kokosmilch

Tag 2 Kürbis-Ingwer-Basensuppe und Geschmorte Auberginen und Zucchini

Tag 3 Sellerie-Basensuppe und Griechische Gemüsepfanne

Tag 4 Möhren-Basensuppe und Gefüllte Zucchini mit Champignons

Tag 5 Tomaten-Basensuppe mit Basilikum und Ingwerfenchel mit Kokosmilch

Tag 6 Brokkoli-Basensuppe und Basische Nudeln

Tag 7 Fenchel-Basensuppe und Gefüllte Tomaten mit Curryhirse

Abends – nur EINE Variante für die ganze Woche

Variante 1 Frisch gedämpftes Gemüse mit Mandelmus

Variante 2 Beliebige Basensuppe mit Buchweizen- oder Hirsefladenbrot

Variante 3 Warme Pellkartoffel oder Gemüsefladen mit basischem Gemüse-, Avocado- oder Tofu-Oliven-Aufstrich

Rezepte für die Basenwoche

Einige Rezepte für die Durchführung der Basenwoche – wie etwa Kräutertees, Gemüsebrühen, Fladenbrote, Pellkartoffeln, basische Aufstriche sowie fettfrei zubereitete Basensuppen mit den nun zusätzlichen Varianten – kennen Sie ja bereits vom Rezeptteil der Entlastungstage.

Glutenfreier Getreidebrei mit Mandelmilch

4 Portionen / 10 Minuten

120 g Getreidemehl oder Grieß aus Amaranth, Buchweizen, Hirse, Quinoa, Reis, Mais oder Mais-Gofio
½ l kaltes Wasser
1 Prise Meersalz
½ l Mandelmilch

Geeignet (L)
Kokosmilch (siehe Tipp) oft nicht geeignet (F)
Geeignet (G)
Geeignet mit allen Arten von Frischmilch (H)

1 In einem Topf Getreidemehl oder Grieß mit kaltem Wasser anrühren und leicht salzen.

2 Den Topfinhalt zum Kochen bringen, die Hitzezufuhr reduzieren und den Brei 3 Minuten köcheln lassen.

3 Mandelmilch dazugeben und weitere 2 bis 3 Minuten unter Rühren mit einem Schneebesen köcheln lassen.

BERUFSTIPP Kann schnell frisch zubereitet, aber auch gut vorbereitet und mitgenommen werden.

INFO Viele Menschen merken erst nach 1 bis 2 Wochen glutenfreiem Essen, dass es ihnen besser geht. Auf einmal haben sie seltener Verdauungsprobleme oder Blähungen, weniger Kopf- oder Gelenkschmerzen. Einige Menschen können sich besser konzentrieren oder sind seltener müde und abgeschlagen.

TIPP Statt Mandelmilch Soja- oder Kokosmilch nehmen.

Curry-Kürbis-Gemüse mit Kokosmilch

1 Kürbis waschen und mit Schale grob würfeln. Pastinaken waschen, schälen und klein schneiden. Möhren waschen, schälen und klein schneiden. Ingwer schälen und fein hacken.

2 Das Gemüse mit Ingwer, Currypulver, etwas Salz und Kokosmilch aufkochen, die Hitzezufuhr reduzieren. Das Gemüse 10 Minuten bei schwacher Hitze köcheln lassen.

3 Petersilie waschen, trockenschwenken und fein schneiden. Die Petersilie zum Gemüse geben.

TIPP Einen kleinen Teil vom Gemüse dicklich pürieren und wieder untermischen, so wird das Gericht sämiger.

TIPP Nach der Basenwoche mit etwas Olivenöl, Knoblauch und Chilischote zubereiten.

4 Portionen / 15 Minuten

400 g Hokkaidokürbis
200 g Pastinaken
300 g Möhren
2 Scheiben frischer Ingwer
1 EL Currypulver
Meersalz
¼ l Kokosmilch
4 Stängel Petersilie

(L) Geeignet
(F) Nicht geeignet
(G) Geeignet
(H) Geeignet mit Frischmilch

Geschmorte Auberginen und Zucchini

1 Auberginen, Zucchini und Tomaten waschen, putzen und grob würfeln.

2 Tofu in Würfel schneiden. Minze waschen, trockenschwenken und fein schneiden.

3 Alles zusammen in einem Wok ohne Fett kurz anbraten, mit Salz, Pfeffer, Sambal oelek und Ahornsirup würzen. Zugedeckt 3 bis 5 Minuten nachziehen lassen.

4 Tomatenbasis, Mandelmus und Basensauce untermischen und einmal aufkochen.

TIPP Nach der Basenwoche das Gericht erweitern. Dazu Zwiebel und Knoblauch abziehen, fein hacken und als Erstes in Olivenöl anbraten, bevor das restliche Gemüse dazukommt. Zudem kann man etwa 100 Gramm vorgekochte Linsen untermischen.

4 Portionen / 15 Minuten

200 g Auberginen
200 g Zucchini
300 g Tomaten
100 g geräucherter Tofu
2 EL frische Minze
Meersalz, Pfeffer aus der Mühle
1 TL Sambal oelek
1 TL Ahornsirup
250 g Tomatenbasis (Seite 79)
1 TL Mandelmus
⅛ l Basensauce (Seite 80)

(L) Geeignet
(F) Nicht geeignet
(G) Geeignet
(H) Geeignet ohne Tomaten und Tofu

Griechische Gemüsepfanne

4 Portionen / 20 Minuten

250 g Champignons
240 g grüne Zucchini
240 g gelbe Zucchini
400 g Freilandtomaten
1 Bund frischer Thymian
1 Bund frischer Oregano
Meersalz, Pfeffer aus der Mühle
150 g Oliven
4 EL Mandelmus

Geeignet (L)
Geeignet ohne Tomaten und oft ohne Mandelmus (F)
Geeignet (G)
Geeignet ohne Tomaten und oft ohne Mandelmus (H)

1 Champignons putzen, Zucchini waschen, putzen und beides in dicke Scheiben schneiden. Tomaten waschen und grob würfeln. Kräuter abzupfen und grob schneiden.

2 In einem Wok ohne Fett die Champignons für ca. 3 Minuten anbraten. Herausnehmen. Zucchini in den Wok geben und ebenso 3 Minuten anbraten. Mit Salz, Pfeffer, Thymian und Oregano würzen. Zudecken und ca. 5 Minuten bei reduzierter Hitze knackig dünsten lassen.

3 Tomaten, Oliven, Champignons und das Mandelmus unterrühren und einmal aufkochen.

TIPP **Nach der Basenwoche können Sie etwas Zwiebel und Knoblauch mit Gemüse in Olivenöl anbraten und, falls erwünscht, auch etwas gewürfelten Schafskäse dazugeben.**

Gefüllte Zucchini mit Champignons

4 Portionen / 20 Minuten

4 kleine schlanke Zucchini à 100 g
500 g Champignons
300 g Freilandtomaten
2 gut reife Avocados
2 EL Basilikumblätter
125 g Tomatenbasis (Seite 79)
2 EL Mandelmus
Meersalz, Pfeffer aus der Mühle

Geeignet (L)
Geeignet ohne Tomaten und oft ohne Mandeln (F)
Geeignet (G)
Geeignet ohne Tomaten und oft ohne Mandeln (H)

1 Zucchini waschen, putzen und längs halbieren. Mit einem Teelöffel ein wenig aushöhlen. Das herausgekratzte Fruchtfleisch klein schneiden. Champignons putzen und vierteln.

2 Tomaten waschen, putzen und würfeln. Die Avocados schälen und würfeln. Basilikum waschen und grob schneiden.

3 Zucchinihälften ohne Fett anbraten und zugedeckt in etwa 3 Minuten weich dünsten. Herausnehmen und warm halten.

4 Champignons und Zucchinistücke in die heiße Pfanne geben, anbraten und zugedeckt ca. 5 Minuten dünsten lassen. Tomatenwürfel, Tomatenbasis, Avocado und Mandelmus dazugeben, aufkochen und mit Basilikum, Salz und Pfeffer würzen. Die Zucchinihälften damit füllen.

TIPP **Nach der Basenwoche Zwiebel und Knoblauch sowie etwas gedämpfte Hirse oder Couscous untermischen.**

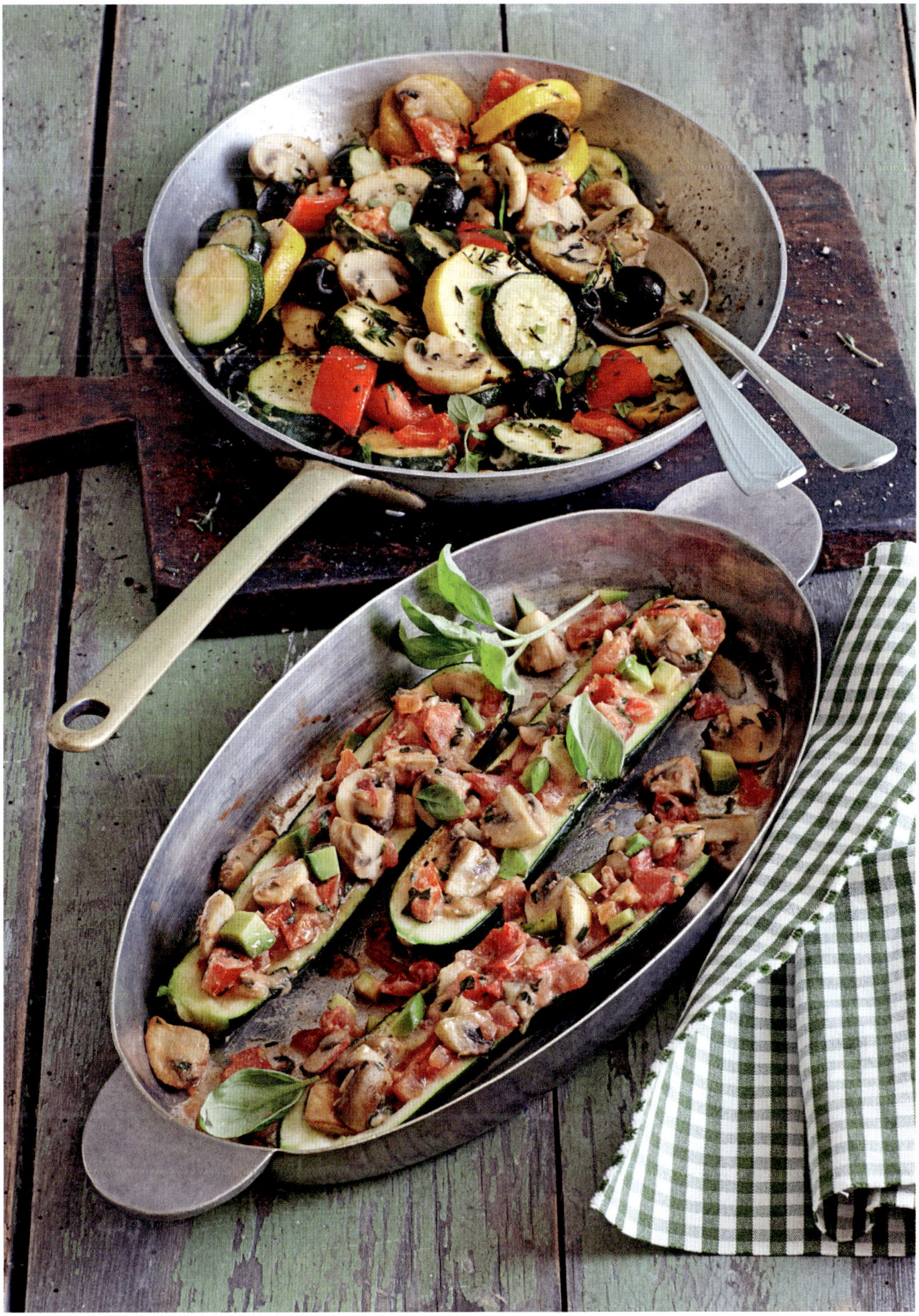

Ingwerfenchel mit Kokosmilch

4 Personen / 25 Minuten

400 g Fenchel
160 g Möhren
500 g Mangold
2 Scheiben frischer Ingwer
Meersalz
½ l Kokosmilch
⅛ l Basensauce (Seite 80)

Geeignet (L)
Geeignet ohne Möhren (F)
Geeignet (G)
Geeignet ohne Mangold (H)

1 Fenchel putzen, waschen, der Länge nach halbieren und dann vierteln. Möhren waschen, schälen und in dicke Scheiben schneiden. Mangold waschen, putzen und grob schneiden. Ingwer schälen und fein hacken.

2 Fenchel in einen Schmortopf geben. Möhren, Mangold und Ingwer dazugeben, salzen und mit Kokosmilch aufgießen. Zugedeckt bei mittlerer Hitze oder im Backofen bei 200 °C (Umluft 180 °C, Gas Stufe 3–4) etwa 15 Minuten weich schmoren lassen.

3 Das Gemüse anrichten. Wenn nötig, etwas Flüssigkeit herausnehmen und den Rest mit der Basensauce eindicken und über das Gemüse gießen.

TIPP Nach der Basenwoche können Sie zusätzlich etwas Frühlingszwiebel nehmen und das Gericht mit Schafs- oder Ziegenkäse bestreuen. Und denken Sie daran: Allgemein können Sie nach der Basenwoche bei allen Gemüsegerichten zusätzlich Zwiebel und Knoblauch zum Anbraten des Gemüses verwenden.

PSYCHOTIPP

Der Begriff »gesundes« Essen

Hüten Sie sich vor der Aussage: »Heute gibt es etwas Gesundes zu essen!« Damit könnten Sie Familienmitglieder oder Freunde ziemlich schnell vom Esstisch vertreiben. Gesunde Ernährung hat immer noch den Ruf, nicht delikat zu schmecken. Besser Sie sagen nichts, lassen alle gemütlich essen und klären danach auf, dass alles sehr gesund ist. Viele Menschen sagen auch: »Mit der Zunahme des Gesundheitsgrades eines Gerichts verringert sich dessen Schmackhaftigkeit sukzessive.« Damit ist gemeint: »Je gesünder die Gerichte, umso weniger schmecken diese.« Komisch! Entweder wählen diese Menschen die für sie falschen Zutaten zum Kochen aus oder deren unbewusste negative Einstellung zu gesundem Essen manipuliert deren Geschmack.

Basische Nudeln mit Gemüse

4 Portionen / 15 Minuten

300 g Zucchini
500 g Freilandtomaten
250 g frische Champignons
1 Bund frischer Kerbel
200 g breite Konjacnudeln (eingelegt)
125 g Tomatenbasis (Seite 79)
125 g Sojasahne
Meersalz, Pfeffer aus der Mühle
1 Spritzer Zitronensaft

1 Gemüse waschen und putzen. Zucchini in Scheiben, Tomaten in grobe Würfel schneiden. Champignons vierteln.

2 Kerbel waschen, trockenschwenken und grob schneiden. Konjacnudeln laut Beschreibung abtropfen bzw. zubereiten.

3 Zucchini und Champignons ohne Fett in einer beschichteten Pfanne 2 bis 3 Minuten anbraten. Tomatenwürfel, -basis, Sojasahne und Nudeln dazugeben. Mit Salz, Pfeffer, Kerbel und Zitronensaft würzen und alles durchmischen.

INFO **Konjacnudeln (Shirataki) sind basisch. Sie werden aus dem Mehl der Konjacwurzel hergestellt, das keine verwertbaren Kohlenhydrate enthält.**

(L) Geeignet
(F) Geeignet ohne Tomaten
(G) Geeignet
(H) Geeignet ohne Sojasahne, Zitrone, Tomaten

Gefüllte Tomaten mit Curryhirse

4 Portionen / 20 Minuten plus 40 Minuten am Vorabend

120 g Hirse
¼ l Gemüsebrühe
140 g Möhren
140 g gelbe Rüben
2 Stängel Stangensellerie
2 gut reife Avocados
4 mittelgroße Freilandtomaten
250 g Tomatenbasis (Seite 79)
1 EL Currypulver
125 g Sojasahne
50 g Pinienkerne
Meersalz, Pfeffer aus der Mühle
4 EL Sojajoghurt

1 Am Vorabend die Hirse mit Gemüsebrühe aufkochen, 15 Minuten zugedeckt köcheln, Hitzezufuhr ausschalten und die Hirse ohne Umrühren 20 Minuten ausquellen lassen.

2 Gemüse waschen und putzen. Möhren, gelbe Rüben und Sellerie klein würfeln. Avocados halbieren, Kerne auslösen und das Fruchtfleisch würfeln. Von den Tomaten je einen Deckel abschneiden, etwas aushöhlen und das Fruchtfleisch würfeln.

3 Den Backofen auf 200 °C (Umluft 180 °C, Gas Stufe 3–4) vorheizen. Die ausgehöhlten Tomaten in eine Form stellen.

4 Gemüse in einem Wok ohne Fett anrösten. Tomatenwürfel, Tomatenbasis, Avocado und die abgekühlte, aufgelockerte Hirse dazugeben. Zugedeckt 5 Minuten erhitzen.

5 Currypulver, Sojasahne und Pinienkerne zufügen. Mit Salz und Pfeffer würzen. Das Hirsegemüse in die Tomaten füllen. Was nicht in die Tomaten passt, daneben legen.

6 Die Form in den heißen Backofen schieben und die gefüllten Tomaten 10 Minuten garen. Mit Sojajoghurt garnieren.

(L) Geeignet
(F) Geeignet ohne Möhren und Tomaten
(G) Geeignet
(H) Geeignet ohne Tomaten, oft ohne Sojajoghurt

Das Bild zum Rezept finden Sie auf Seite 93 oben.

Gedämpftes Gemüse am Abend

2 Portionen / 10 Minuten

400 g Gemüse nach Wahl (Möhren, gelbe Rüben, Petersilienwurzel, Pastinaken, Kürbis, Mangold, Blattspinat, Fenchel, Sellerie, Zucchini)
Meersalz
frische Küchenkräuter (Basilikum, Oregano, Majoran, Thymian, Rosmarin, Minze, Zitronenmelisse, Koriander, Petersile)
1 EL Mandelmus

Geeignet (L)
Geeignet ohne Möhren, Brokkoli und Kürbis (F)
Geeignet (G)
Geeignet ohne Spinat (H)

1 Gemüse waschen, putzen und in dicke Scheiben, Stifte oder Würfel schneiden. Auf einen Dämpfeinsatz in einen Topf mit heißem Wasser geben und am Herd zugedeckt weich dämpfen, dabei die unterschiedlichen Garzeiten beachten.

2 Mit Meersalz und frischen Kräutern würzen. Mandelmus darüber schmelzen lassen.

TIPP ⅛ Liter Basensauce untermischen. Bei großem Hunger ein paar Kartoffelscheiben mitgaren.

TIPP Nehmen Sie von Ihrem Lieblingsgemüse anfangs immer nur 2 bis 3 Arten.

TIPP Statt Mandelmus können Sie auch Kokosmus verwenden.

Das Bild zum Rezept finden Sie auf Seite 93 unten.

ERNÄHRUNGSCOACH

Ende der zweiten Etappe

Der schwierigste Teil Ihrer Reise zur Ernährungsumstellung waren die ersten beiden Etappen. Es ist vergleichbar mit einer Bergwanderung: Sie müssen Ihren Körper erst einmal in Bewegung bringen und es dauert eine gewisse Zeit, bis Sie beim Gehen Ihren Rhythmus finden. Erst dann, wenn Sie sozusagen im Flow sind und Sie sich nicht mehr vor jeder weiteren Ansteigung fürchten, können Sie Ihre Wanderung auch genießen. Genauso verhält es sich im Prozess Ihrer Ernährungsumstellung. Es dauert eine Zeit, bis alles ins Laufen kommt und Sie Ihr neues Ernährungskonzept in Ihren Alltag integrieren können. Die Basenwoche kann nach Belieben wiederholt werden, bevor der Übergang in die Aufbauwoche erfolgt. Erst in der dritten Woche, der Erweiterungswoche, gibt es noch mehr Anforderungen an den Verdauungstrakt. Bei Verträglichkeitsproblemen kehren Sie kurzzeitig wieder zum Anfang bzw. in die Schonkost-Basenwoche zurück! Wann immer Sie den Impuls des Aufgebens und Abbrechens Ihrer Ernährungsreise wahrnehmen sollten, führen Sie die Imaginationsübung »Vom Ziel zum Start« durch. Sie finden diese im Coaching-Teil auf der Seite 25.

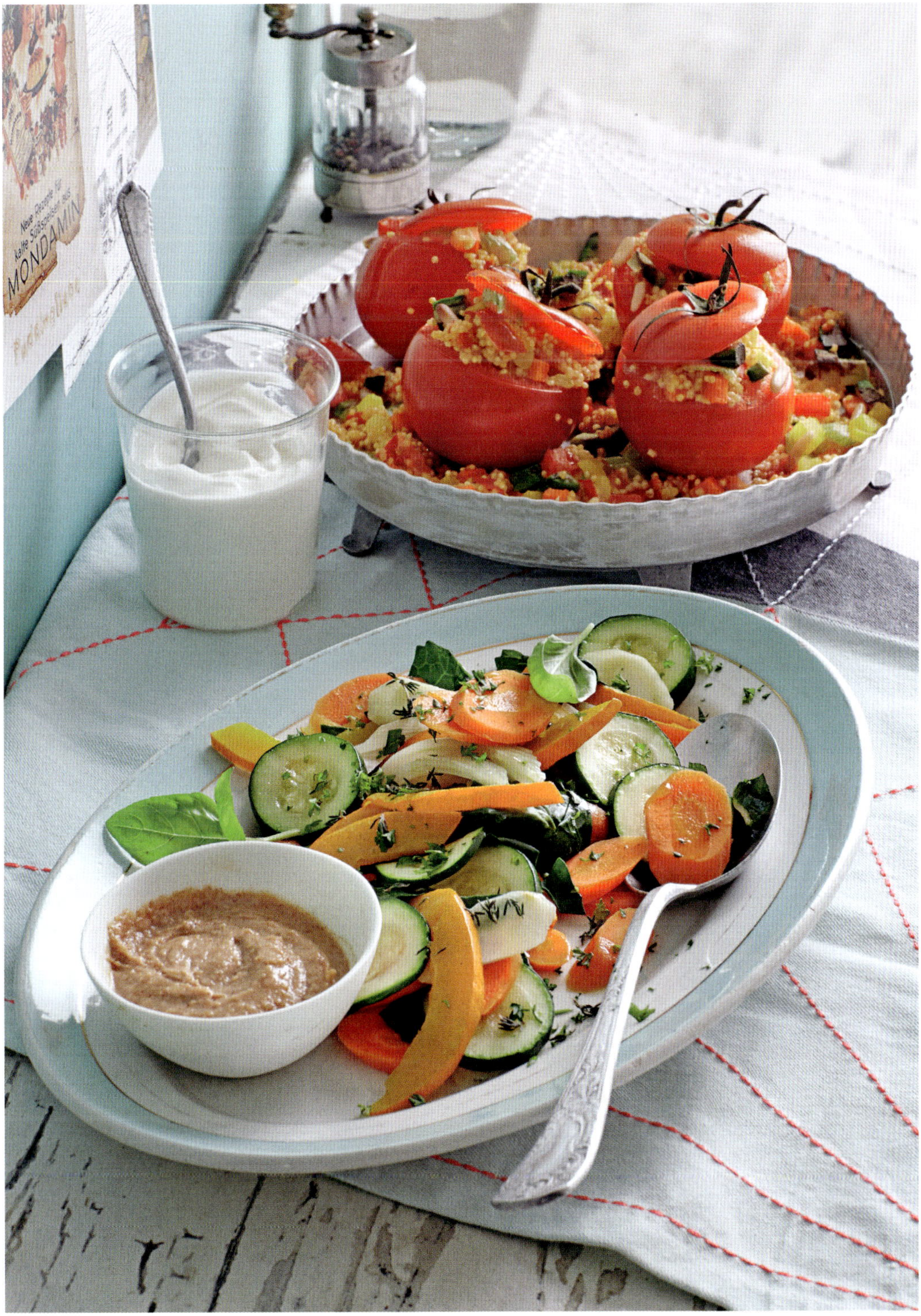
MONDAMIN

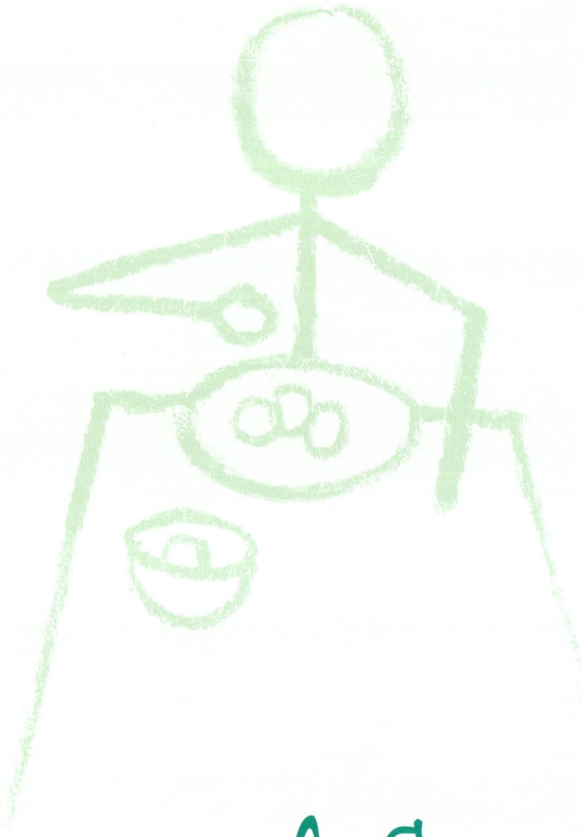

Aufbauwoche = Jetzt wird es bunter

Ihre Verdauungsleistung wird durch geschickte Auswahl und Zubereitung der Nahrungsmittel zunehmend gesteigert. Der Ernährungscoach hilft dabei.

Das Gluten und das Kasein der Milch ist für den Darm nicht gut, wenn er entzündlich ist. Fermentierte Milchprodukte sind leichter, da schon durch Milchsäurebakterien vorverdaut!

Es kommt Abwechslung ins Spiel

Grundsätzlich haben Sie auch in der Aufbauwoche wieder mehrere Frühstücksangebote zur Wahl und können nun aber täglich wechseln. Sie können natürlich weiterhin beim basischen Frühstück bleiben, wo es auch zusätzlich einen Obst-Smoothie gibt oder beim magenwärmenden Getreidebrei, wo Sie ab jetzt zusätzlich etwas Obst hineinschneiden können. Oder Sie wählen für Fitness und Sport ein gewohntes Quark-Obst-Gericht. Es sind alles leckere Frühstücksideen – etwas anders zwar als bislang gewohnt, dafür gesünder. Probieren Sie einfach und kombinieren Sie das eine mit dem anderen, wenn Sie wollen, so wie es Ihnen am besten zusagt! Wir haben auch an jene gedacht, die in der Früh beim besten Willen nichts runterbringen, sogenannte Frühstücksmuffel oder Langschläfer. Die sollten sich zumindest zu Kleinigkeiten, wie etwa einem Smoothie oder Müsli, hinreißen lassen. Wenn der Kaffee unbedingt sein muss bevor der Schritt zum Frühstückstee erfolgt, dann empfiehlt sich ein kurzer Espresso, denn der ist am verträglichsten.

PAUSE ZWISCHEN DEN MAHLZEITEN Vom Frühstück zum Mittagessen (5 Stunden) und von Mittag bis Abend sollte möglichst nichts gegessen werden (Ausnahme: Stoffwechselstörung). Sollte aber Heißhunger auftauchen, der zu unkontrollierten Handlungen führen kann, so greifen Sie auf eine Handvoll Nüsse als Zwischenmahlzeit zurück und trinken Sie viel.

REICHE AUSWAHL Wenn Sie alles durchprobieren wollen, haben Sie Vorschläge für mehrere Wochen. Natürlich gilt auch hier, dass nichts zwingend sein soll, so können Sie die Vorschläge vom Frühstück bis zum Abendessen mit all den empfohlenen Auswahlmöglichkeiten auch mengenmäßig nach Ihren ganz persönlichen Empfindungen und Bedürfnissen aussuchen und weglassen, was

Ihnen zu viel wird. Jeder Tag ist ja nicht gleich. Möglicherweise reicht Ihnen zum Frühstück schon ein Müsli oder zu Mittag ein Salat, ein paar Nüsse, lediglich eine Basensuppe, nur das Hauptgericht oder manchmal haben Sie lediglich Lust auf einen Nachtisch. So können Sie Ihren Berufsalltag, aber auch das Wochenende selbst am besten steuern und haben eine große Auswahl.

ABENDESSEN Das Abendessen kann auch mal ausgelassen werden oder so sein, wie Sie es aus den Entlastungstagen kennen. Es kommt darauf an, was Sie zu Mittag mit einer warmen Mahlzeit bereits abdecken konnten. Dann reicht auch eine Basensuppe mit einem Fladenbrot, etwas Aufstrich und eine Tasse Tee.

GETRÄNKE Statt dem gewohnten Kaffee kann es für Koffeinlastige hin und wieder einen Espresso geben. Sonst Malzkaffee, Kräutertees oder Grünen Tee. Gut verpackt können Sie für den Job auch alles mitnehmen.

Empfehlungen zur Nahrungsaufnahme

Erstmals gibt es ab dieser Woche zarte Blattsalate und etwas Obst. In der Aufbauwoche halten wir uns an die Empfehlungen der DGE: 3-mal vegetarisch, 2-mal Fisch und bis 2-mal Fleisch. Sie können aber anhand der Wahlmöglichkeiten auch die ganze Woche vegan oder vegetarisch essen, wenn Sie möchten. Oder einfach nur ohne Ei kochen, ohne Kuhmilchprodukte, Zucker, Weizen, Fleisch und Fisch. Ein entsprechender Austausch einzelner Lebensmittel ist Ihnen ja schon bekannt, vor allem unter Berücksichtigung Ihrer ganz persönlichen Toleranzgrenze bei bestehenden Unverträglichkeiten. Nach Entgiftung und Stärkung Ihres Verdauungssystems sollte auch für Sie der Tag kommen, an dem Sie wieder alles vertragen können, es sei denn, Ihre Unverträglichkeit hat einen genetischen Ursprung.

PSYCHOTIPP

Die Blase hält dicht

Keine Angst vor vermehrter Flüssigkeitszufuhr wegen zu häufigen Toilettengängen, vor allem am Arbeitsplatz oder auf Dienstreisen: Unsere Blase ist ein Füllorgan mit der Aufgabe, Flüssigkeit zu sammeln, um dann erst entleert zu werden, wenn sie voll ist. Trauen Sie Ihrer Blase ruhig mehr zu! Vermeiden Sie sogenannte »prophylaktische« Klogänge. Gehen Sie dann erst auf die Toilette, wenn es Ihnen die Blase definitiv meldet, notfalls auch innerhalb einer Besprechung. Keine falsche Scham! So trainieren Sie auch Ihre Zivilcourage.

PSYCHOTIPP

Essen als Lebensgenuss

Nach wie vor ist Ernährung eine wesentliche Frage des Überlebens. Das ist gut so, denn wir sind nun mal nur so gesund wie die Nahrung, für die unser Körper täglich als Passage dient. Gutes Essen hinterlässt nicht nur einen gesunden Organismus, sondern erzeugt in uns Glücksgefühle und Zufriedenheit. Dies sind sehr wichtige Aspekte für unser Wohlbefinden, mit dem Ziel einer Verbesserung unserer Lebensqualität. Wenn Sie ungewollt an Gewicht zulegen sollten, kehren Sie einfach für 1 bis 2 Wochen zur Basenwoche zurück und trainieren Sie die Esskultur besonders sorgfältig.

ZWIEBEL UND ÖL Mit der Möglichkeit, ab jetzt zusätzlich auch bei bereits bekannten Grundrezepten der Entlastungstage und der Basenwoche Zwiebelgemüse und Olivenöl verwenden zu können, kommt eine weitere Geschmacksbereicherung dazu.

FÜR SÜSSMÄULER Manchmal, wenn das Gefühl nach etwas Süßem aufkommen sollte, gibt es als Highlight zudem ein Dessert nach dem Mittagessen. Das sollte aber keinesfalls täglich, sondern nur gelegentlich der Fall sein!

SMOOTHIES sind cremig aufgemixte Getränke aus rohem Obst bzw. Gemüse, die den Speiseplan bereichern, denn sie liefern viele Vitamine, Mineralstoffe und Ballaststoffe. Damit unterstützen sie den Körper in vielerlei Hinsicht: Knochen und Zähne werden gehärtet, das Blut erfrischt und der Verdauungsapparat gereinigt. Um Smoothies herzustellen, benötigen Sie einen leistungsfähigen Mixer, um alles sämig-fein zu pürieren. Je nach Menge und Art der zugesetzten Flüssigkeit wird ein Smoothie von dicklich bis flüssig. Als Flüssigkeit empfiehlt sich Wasser oder ein fermentiertes Sauermilchprodukt. Zur angenommen besseren Aufnahme der fettlöslichen Vitamine wie Beta-Carotin wird etwas hochwertiges Öl, z. B. frisch gepresstes Leinöl, zugesetzt. Garniert wird mit Minze oder Zitronenmelisse (Seite 104).

BRAINFOOD Die Ursache für ein geringfügiges, vorübergehendes Nachlassen der Gehirnfunktionen ist oft ein Mangel an Spurenelementen, allen voran Phosphor, Zink, Selen und Kalium. Da helfen qualitativ hochwertige Nüsse sehr gut, vor allem Walnüsse aus unserer Region. Da diese aber sehr kalorienreich sind, sollten sie nur in kleinen Mengen genossen werden. Aber Achtung: Leider werden sie auch nicht von allen Menschen gleich gut vertragen. Viele haben sogar eine Nussallergie.

Vitamin D3 wird als Sonnenvitamin bezeichnet und muss neben K2 und Omega 3 FS häufig extra zugeführt werden. Die Biophotonen auch als Sonnenenergie bezeichnet bestimmen die Qualität natürlich gereifter Lebensmittel, werden im Muskelfleisch von frei laufenden Tieren gespeichert und mitgegessen!

Aufbau der Aufbauwoche

Anhand der Bezeichnungen (-L), (-F), (-G) und (-H) bei den Frühstücken ohne Rezept erkennen Sie auf einen Blick, welche Gerichte bei einer Unverträglichkeit von Laktose, Fruktose, Gluten bzw. Histamin nicht geeignet sind. Beim Mittag- und Abendessen stehen die Piktogramme bei den Rezepten.

Tag 1

Frühstück

Basisches Frühstück Kartoffelfladen mit Avocadoaufstrich und Bananen-Smoothie mit Kokosmilch (-F)

Getreidebrei Getreidebrei (-G, -L) mit Mandelmilch und Banane (-F), speziell für kälteempfindliche Menschen

Alternativ Buchweizen-Crêpes mit Banane, Ahornsirup und Mandelmus (-F)

Fitness-Frühstück Apfelquark mit Honig und Nüssen (-F)

Getränk Kräutertee, Tee mit Milch, Malzkaffee, für Koffeinsüchtige ab und zu ein Espresso mit Milch

Für Frühstücksmuffel Bananen-Smoothie mit Kokosmilch (-F) oder Apfelquark (-F)

Tagesempfehlung – auswählen und mitnehmen

Suppe Kürbis-Ingwer-Suppe

Salat Blattsalat mit Avocado

Hauptgericht Hirsebratlinge mit Gemüse oder Spinat-Kartoffel-Auflauf

Dessert Erdbeer-Minze-Joghurt

Abends Eine Suppe wie mittags, nach Bedarf mit Hauptgericht

Tag 2

Frühstück

Basisches Frühstück Gemüsefladen mit Tofuaufstrich und Kiwi-Erdbeer-Smoothie (-F)

Getreidebrei Getreidebrei (-G, -L) mit Obst (-F)

Alternativ Rührei mit Tomate (-F, -H), Schnittlauch und Fladenbrot (-G)

Fitness-Frühstück Bananen-Trauben-Salat (-F)

Getränk Kräutertee

Für Frühstücksmuffel Kiwi-Erdbeer-Smoothie (-F, -H) oder Bananen-Trauben-Salat (-F)

Tagesempfehlung – auswählen und mitnehmen

Suppe Kräuter-Basensuppe

Salat Blattsalat mit Papaya

Hauptgericht Dorschfilet auf Ingwergemüse oder Mangold mit Pinienkernen und Gemüselaibchen

Dessert Mangocreme

Abends Eine Suppe wie mittags, nach Bedarf mit Hauptgericht

Tag 3

Frühstück

Basisches Frühstück Grüner Smoothie (-F, -H), Buchweizenfladen mit Tofuaufstrich

Getreidebrei Gofio-Getreidebrei mit Obstwürfeln (-F)

Alternativ Tomatenscheiben (-F, -H) mit Thunfisch (-F, -H), Olivenöl und Fladenbrot (-G)

Fitness-Frühstück Papaya-Kokos-Joghurt (-F)

Getränk Kräutertee

Für Frühstücksmuffel Grüner Smoothie (-F, -H) oder Hirse-Flockenmüsli mit Obst (-F)

Für alle Tage zwischendurch

Um Heißhunger zu vermeiden Als Hirnnahrung 1 Faust voll Nüsse oder Studentenfutter (-F, -H)

Tagesempfehlung – auswählen und mitnehmen

Suppe Spargelsuppe oder Avocadosuppe

Salat Blattsalat mit Rucola

Hauptgericht Auberginen gratiniert oder Amaranth-Gemüsetopf

Dessert Aprikosensorbet

Abends Eine Suppe wie mittags, nach Bedarf mit Hauptgericht

Tag 4

Frühstück

Basisches Frühstück Pellkartoffel mit Schafsquark-Aufstrich und Mango-Apfel-Smoothie (-F)

Getreidebrei Getreidebrei (-G, -L) mit Obst (-F)

Alternativ Chapatibrot mit Quark-Leinöl-Aufstrich (-L), Paprika (-F) und Gurke

Fitness-Frühstück Quark-Leinöl-Müsli (-L) mit Obst (-F)

Getränk Kräutertee

Für Frühstücksmuffel Mango-Apfel-Smoothie (-F) oder Fruchtsalat (-F)

Tagesempfehlung – auswählen und mitnehmen

Suppe Brokkolisuppe

Salat Blattsalat mit Tomaten

Hauptgericht Hähnchen süß-sauer oder kohlenhydratfreie Nudeln mit Gemüsesugo oder Chapatibrot mit Avocadoaufstrich

Dessert Rote Grütze mit Vanillesauce

Abends Eine Suppe wie mittags, nach Bedarf mit Hauptgericht

Tag 5

Frühstück

Basisches Frühstück Buchweizenbrötchen mit Gemüseaufstrich und Kiwi-Erdbeer-Smoothie (-F)

Getreidebrei Getreidebrei (-G, -L) mit Obst (-F)

Alternativ Roggenbrot (-G), getoastet, mit Wildlachs (-H) und Radieschen

Fitness-Frühstück Quark-Leinöl-Creme (-L) mit Sanddornsirup (-F) und Früchten (-F)

Getränk Grüner Tee, Kräutertee

Für Frühstücksmuffel Kiwi-Erdbeer-Smoothie (-F, -H) oder frisches Obst (-F)

Tagesempfehlung – auswählen und mitnehmen

Suppe Tomatensuppe mit Basilikum

Salat Blattsalat mit Paprikaschoten

Hauptgericht Quinoa mit Fenchel und Kurkuma oder gedämpftes Gemüse

Dessert Heidelbeer-Buttermilch-Creme

Abends Eine Suppe wie mittags, nach Bedarf mit Hauptgericht

Tag 6

Frühstück

Basisches Frühstück Dampfgemüse mit Mandelmus und Papaya-Kokos-Joghurt (-F) oder Apfel-Birnen-Smoothie (-F)

Getreidebrei Getreidebrei (-G, -L) mit Obst (-F)

Alternativ Buchweizenbrot (-G) mit Mozzarella (-L) und Tomaten (-F, -H)

Fitness-Frühstück Birchermüsli (-L, -G) mit Beeren (-F)

Getränk Kräutertee

Für Frühstücksmuffel Heidelbeer-Smoothie (-F, -H) oder frisches Obst (-F)

Für alle Tage zwischendurch

Viel trinken Wasser, Mineralwasser, Gemüsebrühe, Kräutertee

Tagesempfehlung – auswählen und mitnehmen

Suppe Pastinaken-Basensuppe

Salat Blattsalat mit Fenchel

Hauptgericht Wildlachsfilet auf Blattspinat oder Hirse mit Schafskäse und Tomaten oder Pellkartoffeln mit Aufstrich

Dessert Himbeer-Minze-Joghurt

Abends Eine Suppe wie mittags, nach Bedarf mit Hauptgericht

Tag 7

Frühstück

Basisches Frühstück Hirse-Fladenbrot mit Avocadoaufstrich, Feigen-Smoothie (-F)

Getreidebrei Getreidebrei (-G, -L) mit Obst (-F)

Alternativ Spiegelei auf Buchweizentoast mit Tomaten (-F, -H) und Gurken

Fitness-Frühstück Quark-Leinöl-Aufstrich (-L) mit Pellkartoffel

Getränk Kräutertee

Für Frühstücksmuffel Feigen-Smoothie (-F) oder frisches Obst (-F)

Tagesempfehlung – auswählen und mitnehmen

Suppe Fenchel-Basensuppe

Salat Blattsalat mit Orangenfilets

Hauptgericht Geschmorter Wurzel-Rinderbraten oder Kürbis-Mais-Eintopf oder gedämpftes Gemüse mit Kartoffeln

Dessert Pannacotta

Abends Eine Suppe wie mittags, nach Bedarf mit Hauptgericht

Rezepte für die Aufbauwoche

Apfelquark mit Honig und Nüssen

2 Portionen / 10 Minuten

1 Apfel
250 g Hüttenkäse oder Schafsquark
125 g griechischer Joghurt, Schafsjoghurt oder Schmand
1 EL Ahornsirup oder Honig
2 EL grob gehackte Walnüsse
1 Zweig Zitronenmelisse

Geeignet mit laktosefreien Milchprodukten (L)
Nicht geeignet (F)
Geeignet (G)
Geeignet ohne Nüsse (H)

1 Apfel waschen, schälen und das Fruchtfleisch grob reiben oder würfeln.

2 Das Apfelfruchtfleisch mit Hüttenkäse oder Schafsquark, Joghurt, Schafsjoghurt oder Schmand, Ahornsirup oder Honig und Walnüssen mischen.

3 In 2 Schalen anrichten und mit Zitronenmelisse dekorieren.

TIPP **Hier können Sie auch andere Obstarten nehmen.**

Bananen-Trauben-Salat

2 Portionen / 10 Minuten

1 Banane
1 Apfel
200 g Trauben
250 g Crème fraîche
2 EL grob gehackte Mandeln
2 EL Sanddorn- oder Ahornsirup
1 Zweig Minze

Geeignet mit laktosefreien Milchprodukten (L)
Nicht geeignet (F)
Geeignet (G)
Geeignet ohne Sirup und Mandeln (H)

1 Banane schälen und in Scheiben schneiden. Apfel waschen, schälen, Kerngehäuse entfernen und das Fruchtfleisch klein würfeln. Trauben waschen, halbieren und entkernen.

2 Das Obst mit Crème fraîche, Mandeln und Sanddorn- oder Ahornsirup mischen.

3 In 2 Schalen anrichten und mit Minzeblättern garnieren.

TIPP **Bei Fruchtsalat wird das individuell gewählte Obst ohne Milchprodukte gemischt.**

INFO

Love it or change it!

Sie haben die Freiheit zu entscheiden, welche Nahrung Sie Ihrem Körper zuführen. Allerdings ist es schwieriger, kaputte Körperteile auszuwechseln als Nahrungsmittel auszutauschen. Sie lieben Pommes Frites & Co.? Dann weiter so! Love it! Ist Fast Food für Sie aber bereits zur persönlichen Belastung geworden, dann verändern Sie etwas! Change it!

Papaya-Kokos-Joghurt

2 Portionen / 10 Minuten

250 g Papaya, ½ Limette
250 g griechischer Joghurt
1 EL Birnendicksaft
2 EL Kokosflocken
1 Zweig Zitronenmelisse

1 Papaya schälen, die Kerne entfernen und das Fruchtfleisch würfeln. Limettensaft auspressen.

2 Papaya, Limettensaft, Joghurt, Birnendicksaft und Kokosflocken miteinander vermischen.

3 In 2 Schalen anrichten und mit Zitronenmelisse garnieren.

TIPP **Statt Papaya können Sie auch anderes Obst wählen und es auf diese Art zubereiten.**

(L) Geeignet mit laktosefreien Milchprodukten
(F) Nicht geeignet
(G) Geeignet
(H) Geeignet ohne Limette und Kokosflocken

Quark-Leinöl-Müsli mit Obst

2 Portionen / 10 Minuten

1 Banane, 1 Apfel
2 EL Trockenobst (siehe Tipp)
150 g Magerquark
100 g Hüttenkäse
3 EL kalt gepresstes Leinöl
1 EL Honig
1 Zweig Minze

1 Banane schälen und blättrig schneiden. Apfel waschen, schälen, Kerngehäuse entfernen und das Fruchtfleisch klein würfeln. Datteln oder Aprikosen grob schneiden.

2 Das Obst mit Quark, Hüttenkäse, Leinöl und Honig mischen. Wenn es zu dick ist, 2 Esslöffel Wasser dazugeben.

3 In 2 Schalen anrichten und mit Minzeblättern garnieren.

TIPP **Als Trockenobst wählen Sie am besten getrocknete Datteln oder Aprikosen. Und der Magerquark kann gerne aus Schaftsmilch sein.**

(L) Geeignet mit laktosefreien Milchprodukten
(F) Nicht geeignet
(G) Geeignet
(H) Geeignet ohne Trockenfrüchte und oft ohne Mandeln

Achten Sie besonders hier auf gute Bio-Qualität.

Smoothies

Für 2 Portionen / 5–10 Minuten

200 ml Wasser
1 EL kalt gepresstes Lein-/Olivenöl
Zitronenmelisse oder Minze
plus Geschmacksträger nach Wahl:

Apfel-Birnen-Smoothie
½ Apfel, 1 Birne, 2 EL Orangensaft

Apfel-Mandel-Smoothie
1 Apfel, ½ Banane
2 EL Mandelmus, 2 Karotten

Avocado-Banane-Smoothie
je ½ gut reife Avocado und Banane

Bananen-Smoothie
1 Banane, 1 Apfel

Erdbeer-Smoothie
½ Banane, 200 g Erdbeeren,
2 EL Orangensaft

Feigen-Smoothie
½ Banane, 2 Feigen
2 EL Orangensaft

Grüner Smoothie
½ Avocado, 50 g Blattspinat
¼ Stangensellerie, 1 Karotte,
1 Messerspitze Chili

Heidelbeer-Smoothie
½ Banane, 200 g Heidelbeeren
2 EL Sojasahne

Kiwi-Erdbeer-Smoothie
1 Kiwi, 200 g Erdbeeren, ¼ Banane

Mango-Apfel-Smoothie
½ Mango, ½ säuerlicher Apfel

Orangen-Smoothie
½ Banane, ½ Apfel, je 100 ml frischer Orangensaft und Wasser
Keine Milchprodukte!

Papaya-Smoothie
¼ Papaya, 1 Messerspitze frischer Ingwer, 1 TL Zitronensaft

Walnuss-Bananen-Smoothie
½ Banane, ¼ Mango
2 EL Walnuss-Paste

1 Faustregel: Für 2 Portionen 200 Milliliter Flüssigkeit, etwas kalt gepresstes Leinöl oder Walnussöl und weitere Zutaten nach Wahl.

2 Als Flüssigkeit empfiehlt sich Wasser oder eventuell etwas Milch pflanzlichen bzw. tierischen Ursprungs oder ein Sauermilchprodukt.

3 Gewähltes Obst und Gemüse nach Bedarf waschen, putzen, schälen, klein schneiden und in einen Mixer geben.

4 Wasser, kaltgepresstes Pflanzenöl und Gewürze nach Bedarf dazugeben. Alles kurz, aber kräftig aufmixen.

5 Smoothie in zwei Gläser füllen und mit Zitronenmelisse oder Minze garnieren. Möglichst sofort genießen.

INFO Alle Arten von Milch eignen sich für die Zubereitung von Smoothies, egal ob Kokosmilch, Mandelmilch, Reismilch, Hafermilch oder Sojamilch. Sie können auch Kuhmilch, Schaftsmilch, Ziegenmilch bzw. daraus hergestellte Joghurt- und Sauermilchprodukte verwenden.

INFO Reife Avocados eignen sich gut für die Zubereitung von Smoothies. Avocado enthält Eisen, Vitamin E, Ballaststoffe und wertvolle Fette, die das schädliche LDL-Cholesterin im Blut senken.

INFO Bei Erdbeeren oder Heidelbeeren können Sie auch auf tiefgekühlte Früchte zurückgreifen, die Sie kurz vorher aus dem Eis nehmen.

TIPP Für Ihren allerersten Smoothie können Sie getrost eine gut reife Banane wählen. Einfach mit 200 Millilter Flüssigkeit aufmixen und genussvoll trinken.

ACHTUNG Smoothies sind für Menschen, die an Fruktoseunverträglichkeit leiden, nicht geeignet!

INFO

Smoothies

Smoothies sind cremig aufgemixte Getränke aus rohem Bio-Obst bzw. Gemüse. Je nach Menge und Art der zugesetzten Flüssigkeit sind sie dicklich bis flüssig. Man kann sie mit pflanzlichen oder tierischen Milcharten oder auch nur mit Wasser zubereiten. Garniert wird mit frischer Minze oder Zitronenmelisse. Seien Sie kreativ und entwickeln Sie eigene Varianten.

Nur eine Art Obst zu Anfang Bitte wählen Sie anfangs nur eine Art Obst, am besten Banane, um Ihre persönliche Verträglichkeit zu prüfen. Übertreiben Sie auch nicht. Nehmen Sie immer nur ein kleines Glas zu sich, da alle Smoothies zwar sehr gesund, aber auch sehr gehaltvoll und kalorienreich sind.

Aufwerten Aufwerten können Sie die Smoothies mit 1 Teelöffel kalt gepresstem Lein- oder Olivenöl pro Portion. Hochwertiges Öl liefert nicht nur wichtige Fettsäuren, sondern ermöglicht die Aufnahme der fettlöslichen Vitamine. Etwas Chili- oder Ingwerzusatz kurbelt die Entgiftung an.

Bewusst langsam Bedenken Sie, immer nur so viel an Smoothies oder gemixten Säften zu sich zu nehmen, wie Sie ganze Früchte mengenmäßig in roher Form essen würden. Löffeln oder trinken Sie Smoothies bewusst langsam nur in kleinen Schlucken und mit mehreren Pausen zwischendrin.

Achtung auf Fruktose Smoothies sind bei Fruktoseunverträglichkeit ungeeignet. Auch wenn Sie nach dem Verzehr von Smoothies Blähungen bekommen, lassen Sie sie lieber weg. Nach ein paar Tagen können Sie es wieder probieren, aber immer nur mit einer Art Obst – am besten Banane – und anfangs nur mit Wasser. So tasten Sie sich schrittweise zu den Mischungen vor, die Sie am besten vertragen.

Nie abends Smoothies niemals abends zu sich nehmen, da diese wertvollen Vitamindrinks – als Rohkost – auch stark blähungsfreudig sind.

Dick oder dünn Ist ein Smoothie zu dick oder zu dünnflüssig geraten, können Sie individuell rasch korrigieren. Ist er zu dünn, geben Sie noch etwas Banane dazu, ist er zu dick, verdünnen Sie mit Wasser, Mineralwasser oder etwas Fruchtsaft.

Kein Eis Smoothies sollten nicht zu kalt verzehrt werden und vor allem ohne Eiswürfel.

Alternative Statt der Smoothies können Sie natürlich auch Obst in ganzer Form essen bzw. besser zur Arbeit mitnehmen. Beginnen Sie mit Banane und verwenden Sie diese auch bei Mischungen.

Blattsalatmischungen
Für 2 Portionen / 10 Minuten

100–140 g geputzter Blattsalat plus Beigabe (siehe Varianten)

mit Avocado
Kopfsalat, Feldsalat, 1 Avocado

mit Papaya
Eisbergsalat, Römersalat
½ Papaya

mit Rucola
Lollo Bionda, Feldsalat, Rucola

mit Tomate
Kopfsalat, Schnittsalat
Kapuzinerkresse, 1 Tomate

mit Paprikaschote
Eichblattsalat, Kopfsalat
½ Paprikaschote

mit Fenchel
Batavia-Salat, Löwenzahn
Veilchen, ½ Fenchelknolle

mit Orangenfilets
Radicchio, Schnittsalat, Bärlauch
Gänseblümchen, 1 Orange

Dressings für 4–6 Portionen

mit Rapsöl
100 ml Rapsöl, 20 ml Walnussöl
10 ml Orangensaft, 1 EL Leinölsenf
½ TL feines Meersalz
1 Knoblauchzehe, 1 Zwiebel
1 EL Ahornsirup

mit Oliven- oder Leinöl
100 ml Natur-Apfelessig
120 ml Olivenöl oder Leinöl
1 EL Honig oder Ahornsirup
½ TL feines Meersalz, 1 EL Leinölsenf, 50 g Joghurt, 50 g Schmand

mit Joghurt
150 g griechischer Joghurt
50 g Quark, 1 TL Zitronensaft
5 EL Leinöl, ¼ TL feines Meersalz
Pfeffer, 1 Bund Schnittlauch
2 Knoblauchzehen
½ TL frischer Ingwer

Salate

1 Pro Tag für die Mittagsmahlzeit einen Salat zubereiten. Zutaten waschen, putzen und nach Bedarf klein schneiden.

2 Wenn Sie Salate mit ins Büro nehmen, dann mischen Sie die gewählten Zutaten, geben diese in eine Frischhaltebox (Avocado erst im Büro schneiden) und machen den Salat erst kurz vor Verzehr mit einem eigenen Dressing an.

INFO **Für einen vitaminreichen Salat ist frische, kühle und knackige Ware das Wichtigste. Blattsalate kann man nach Farbeffekten mischen, etwa Feldsalat mit Radicchio. Wild wachsende Blüten (Kapuzinerkresse, Veilchen, Gänseblümchen, Stiefmütterchen) und Wildkräuter (Löwenzahn, Bärlauch, Brennnessel) verleihen nicht nur optische Akzente, sondern auch viel Geschmack.**

Dressings

1 Alle Zutaten für je 1 Dressing mit einem Mixstab cremig aufmixen. Frisch verwenden, im Kühlschrank aufbewahren bzw. portionsmäßig gekühlt zur Arbeit transportieren.

INFO **Verzichten Sie auf fertige Dressings und bereiten Sie frische zu. Verwenden Sie ausschließlich hochwertige, kalt gepresste Pflanzenöle und nur besten Essig. Bei Fruktose- und Histaminunverträglichkeit ist bei Essig individuell aufzupassen. Manchmal ist er gesüßt und oft zu lange gelagert bzw. gereift. Zitronensaft ist oft auch keine Alternative, wobei man ja davon nicht viel braucht.**

VINAIGRETTE **(nur verrühren): Je 50 Milliliter Leinöl und Olivenöl, 30 Milliliter weißer Aceto balsamico, 1 Esslöffel Leinölsenf, 1 Esslöffel Zitronensaft, 1 rote Zwiebel, feinst geschnitten, 1 Bund Schnittlauch in Röllchen, 100 Gramm Tomatenwürfel, 1 hartgekochtes Ei, gehackt.**

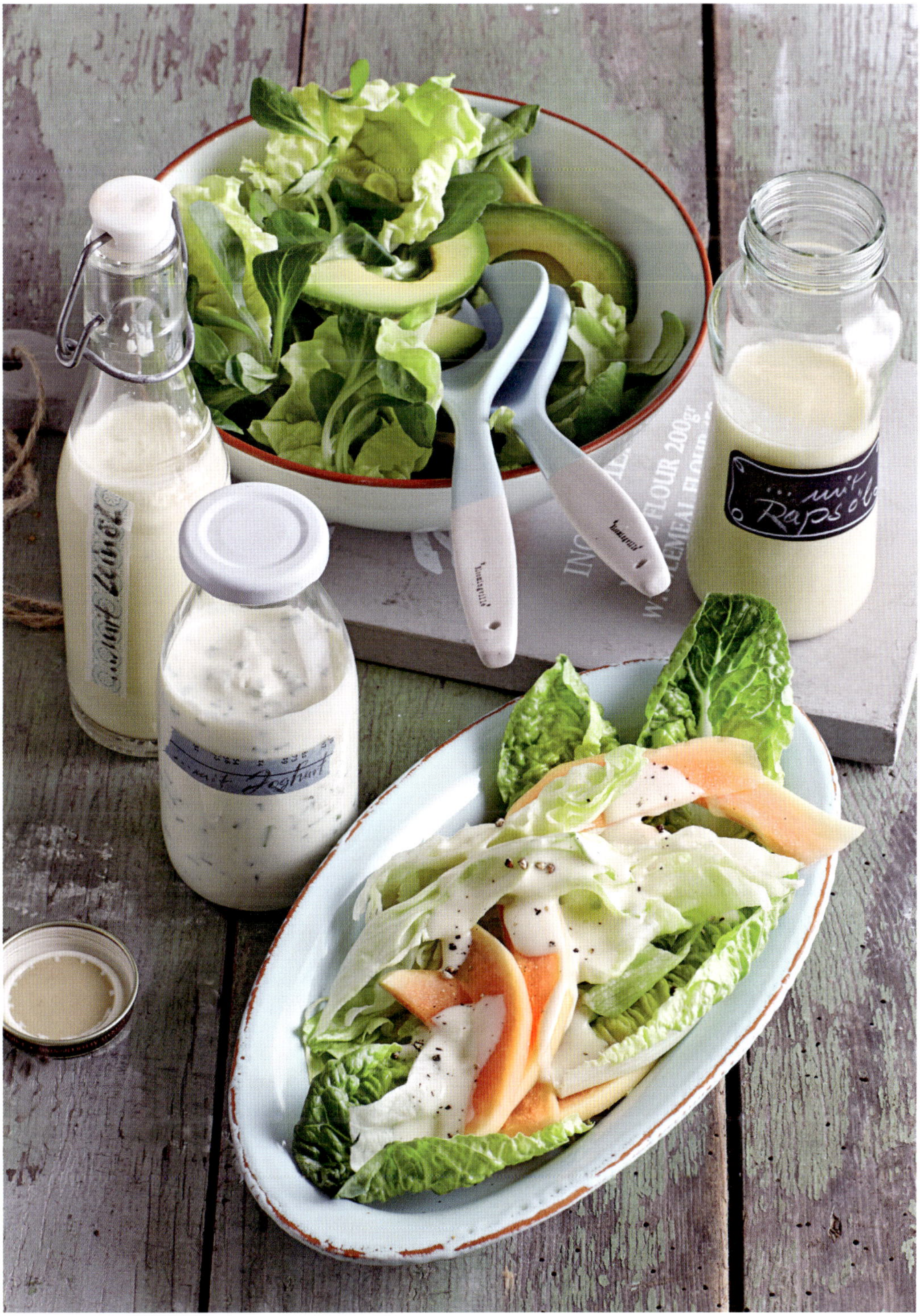
... mit Rapsöl
... mit Joghurt

INFO

Die Basensuppen in der Aufbauwoche

Sie können nun bei allen Basensuppen – die bisher fettfrei waren – zusätzlich ½ Zwiebel, ½ Stange Lauch und/oder 2 Knoblauchzehen in 1 Esslöffel warmgepresstem Olivenöl anschwitzen, bevor Sie das Gemüse zufügen und mit Brühe aufgießen. Wenn Sie sich jedoch ohne Zwiebelgemüse wohler fühlen, dann lassen Sie dieses in der Aufbauwoche auch weg. Eine Basensuppe sättigt besser, wenn Sie 2 bis 3 Esslöffel kalt gepresstes Leinöl, Walnussöl, Rapsöl oder anderes Pflanzenöl einrühren. Und: Beim Pürieren können Sie statt Mandelmilch, Kokosmilch oder Sojasahne auch etwas Sauerrahm, Crème fraîche oder Sahne verwenden, sofern keine diesbezügliche Unverträglichkeit besteht. Dies betrifft auch die folgenden Hauptgerichte.

Hirsebratlinge mit Gemüse

4 Portionen / 45 Minuten

250 g Hirse
1 Zwiebel
3 Knoblauchzehen
200 g Möhren
1 Stange Lauch
½ Kopf Brokkoli
2 EL Olivenöl
½ l Gemüsebrühe
2 Äpfel
1 Bund Majoran
2 EL Magerquark oder Schafsquark
2 EL Crème fraîche
Meersalz
Pfeffer aus der Mühle

Geeignet mit laktosefreien Milchprodukten (L)
Geeignet ohne Brokkoli, Äpfel und Möhren (F)
Geeignet (G)
Geeignet (H)

1 Hirse in ein Sieb geben, unter fließendem heißem Wasser waschen und abtropfen lassen.

2 Zwiebel und Knoblauch abziehen und fein schneiden. Gemüse waschen und putzen. Möhren fein würfeln. Lauch längs vierteln und klein schneiden. Brokkoli in Röschen teilen.

3 Öl erhitzen und Zwiebel, Lauch und Knoblauch darin anschwitzen. Möhren, Brokkoli und Hirse zufügen. Brühe aufgießen. Zugedeckt 15 Minuten köcheln lassen. Hitzezufuhr ausschalten. Hirse weitere 20 Minuten ausquellen lassen.

4 Äpfel waschen, Kerngehäuse entfernen und das Fruchtfleisch klein würfeln. Majoran waschen, trockenschwenken und die Blätter grob schneiden.

5 Die Gemüse-Hirse-Masse mit einer Gabel auflockern. Apfelstücke, Majoran, Quark und Crème fraîche dazugeben, mit Salz und Pfeffer abschmecken.

6 Aus der Masse kleine Bratlinge formen und in einer beschichteten Pfanne von beiden Seiten goldbraun braten.

TIPP **Die Bratlinge können warm oder kalt gegessen werden. Dazu passt eine Schüssel Salat.**

Spinat-Kartoffel-Auflauf

4 Portionen / 25 Minuten (bei vorgekochten Kartoffeln)

400 g mehligkochende Kartoffeln, gerne schon am Vortag gegart
200 g Auberginen
500 g Tomaten
300 g junger Blattspinat
250 g Champignons
1 kleine Chilischote
250 g Büffel-Mozzarella
1 EL Olivenöl
2 EL frische Majoranblätter
4 EL Crème fraîche
Meersalz, Pfeffer aus der Mühle

Außerdem
Butter oder Öl für die Form

1 Kartoffeln waschen, mit Schale im Dampf garen, pellen und auskühlen lassen. Halbieren, in dicke Scheiben schneiden.

2 Gemüse waschen und putzen. Auberginen und Tomaten würfeln. Spinat nur abtropfen lassen. Pilze putzen und vierteln. Chilischote fein hacken. Mozzarella klein würfeln.

3 Backofen auf 200 °C (Umluft 180 °C, Gas Stufe 3–4) vorheizen. Eine feuerfeste Form mit Butter oder Öl ausstreichen.

4 Öl in einem Wok erhitzen und darin nacheinander Auberginen und Champignons anbraten. Zuletzt den Spinat zufügen, 1 bis 2 Minuten unter Rühren zusammenfallen lassen. Mit Tomatenwürfeln, Kartoffelscheiben, Majoran, Crème fraîche und zwei Dritteln vom Mozzarella mischen. Pikant würzen.

5 Die Gemüsemasse in die Form geben und den restlichen Mozzarella darüber verteilen. Auflauf 15 Minuten backen.

TIPP **Aus dieser Masse Gemüsefrikadellen braten und kalt mit Sauerrahm oder Joghurt und einem Salat essen.**

(L) Geeignet mit laktosefreien Milchprodukten
(F) Geeignet ohne Tomaten und Auberginen
(G) Geeignet
(H) Geeignet ohne Tomaten und Spinat

Dorschfilet auf Ingwergemüse

4 Portionen / 25 Minuten

400 g Zucchini (gelb/grün)
250 g Tomaten
2 Knoblauchzehen
2 Scheiben frischer Ingwer
4 Zweige Zitronenthymian
3–4 EL Gemüsebrühe
Salz, Pfeffer aus der Mühle
4 Dorschfilets à 100 g

Außerdem
1 EL Olivenöl für die Form

1 Den Backofen vorheizen auf 180 °C (Umluft 160 °C, Gas Stufe 2–3). Eine Auflaufform mit Olivenöl beträufeln.

2 Gemüse putzen und waschen. Zucchini und Tomaten in Scheiben schneiden. Knoblauch abziehen, Ingwer schälen und beides fein hacken. Zitronenthymianblätter abzupfen.

3 Das Gemüse mit Knoblauch und Ingwer in die Auflaufform schichten. Dazwischen immer wieder mit Thymian bestreuen. Gemüsebrühe darübergeben, salzen und pfeffern.

4 Die Dorschfilets kalt waschen, trockentupfen und auf das Gemüsebett legen. Salzen, pfeffern, mit Thymian bestreuen.

5 Die Form in den Backofen schieben und das Gemüse mit dem Fisch in ca. 15 Minuten garen.

(L) Geeignet
(F) Geeignet ohne Tomaten
(G) Geeignet
(H) Geeignet ohne Tomaten

Quinoa mit Fenchel und Kurkuma

4 Portionen / 35 Minuten

300 g Quinoa (Inkareis)
1 Zwiebel
300 g Fenchel
½ TL frischer Ingwer
1 EL Olivenöl
700 ml Gemüsebrühe
Kreuzkümmel
½ TL Kurkuma, gemahlen
300 g Tomaten
2 gut reife Avocados
¼ TL feines Meersalz, Pfeffer
1 TL Zitronensaft

Geeignet (L)
Geeignet ohne Tomaten (F)
Geeignet (G)
Geeignet ohne Tomaten und Zitrone (H)

1 Quinoa in einem Sieb waschen und abtropfen lassen. Zwiebel abziehen und klein würfeln. Fenchel waschen, putzen und würfeln. Ingwer schälen und klein hacken.

2 Öl erhitzen und die Zwiebel darin anschwitzen. Quinoa, Fenchel, Brühe, Ingwer, etwas Kreuzkümmel und Kurkuma zufügen und aufkochen. Bei schwacher Hitze etwa 10 Minuten zugedeckt köcheln lassen. Die Hitzezufuhr ganz ausschalten und die Quinoa weitere 15 Minuten ausquellen lassen.

3 Tomaten waschen, putzen und würfeln. Aus den Avocados das Fruchtfleisch herauslösen und würfeln.

4 Ausgequollene Quinoa mit Salz, Pfeffer und Zitronensaft würzen. Tomaten und Avocado untermischen.

TIPP **Zusätzlich 150 Gramm grob geriebenen Ziegen- oder Schafskäse untermischen.**

Mangold mit Pinienkernen und Gemüselaibchen

4 Portionen / 20 Minuten

200 g vorgedämpfte Kartoffeln
300 g vorgedämpfte Möhren
1 Bund frische Minze
Meersalz, Pfeffer aus der Mühle
frisch geriebene Muskatnuss
500 g Mangold
2 EL Gemüsebrühe
⅛ l Basensauce (Seite 80)
3 EL Pinienkerne
1 EL Olivenöl

Geeignet (L)
Geeignet ohne Möhren (F)
Geeignet (G)
Geeignet ohne Mangold (H)

1 Die Kartoffeln mit Schale und die geputzten Möhren am Vortag, oder einige Stunden zuvor, weich dämpfen.

2 Kartoffeln pellen, grob reiben. Erkaltetes Möhrengemüse grob schneiden. Minze waschen und grob schneiden. Alles vermischen und mit Salz, Pfeffer und Muskatnuss würzen.

3 Mangold waschen, putzen und grob schneiden. In Brühe zugedeckt etwa 5 Minuten bei schwacher Hitze dünsten, salzen und pfeffern. Basensauce und Pinienkerne untermischen.

4 4 Laibchen (Frikadellen) aus dem Gemüseteig formen. Olivenöl in einer beschichteten Pfanne erhitzen und die Frikadellen darin beidseitig goldbraun braten. Zum Mangold geben.

TIPP **Gemüselaibchen schmecken auch lauwarm oder kalt sehr gut. Gut zum Mitnehmen ins Büro. Dazu Salat.**

Auberginen gratiniert

4 Portionen / 20 Minuten

300 g Auberginen
2 EL Olivenöl
300 g Zucchini (gelb/grün)
400 g Freilandtomaten
1 Zwiebel
2 Knoblauchzehen
1 Bund Thymian
250 g Mozzarella
150 g Couscous
200 ml Gemüsebrühe
¼ TL feines Meersalz, Pfeffer
2 EL Crème fraîche

(L) Geeignet mit laktosefreien Milchprodukten
(F) Geeignet ohne Tomaten und Auberginen
(G) Geeignet mit Hirse
(H) Geeignet ohne Tomaten

1 Auberginen waschen, putzen und längs in ½ Zentimeter starke Scheiben schneiden. 1 Esslöffel Öl erhitzen, die Scheiben darin beidseitig anbraten und wieder herausnehmen.

2 Zucchini und Tomaten waschen, putzen und klein würfeln. Zwiebel und Knoblauch abziehen und klein schneiden. Thymianblätter abzupfen und grob schneiden. Mozzarella würfeln.

3 1 Esslöffel Öl erhitzen und Zwiebel und Knoblauch darin anschwitzen. Zucchini, Couscous und Brühe zufügen. Zugedeckt bei schwacher Hitze 5 Minuten dünsten lassen. Würzen.

4 Backofen auf 200 °C Oberhitze vorheizen. Zwei Auberginenscheiben überlappend legen und je etwas Couscousfüllung auf ein Ende geben. Die Scheiben aufrollen und die Rollen in eine Auflaufform legen. Tomatenwürfel, Mozzarella und Crème fraîche darüber verteilen. 5 Minuten gratinieren.

Amaranth-Gemüsetopf

4 Portionen / 30 Minuten

125 g Petersilienwurzeln
125 g Möhren
400 g Brokkoli
200 g Frühlingszwiebeln
4 Knoblauchzehen
2 EL Olivenöl
150 g Amaranth
400 ml Gemüsebrühe
1 EL Zitronensaft
Meersalz, Pfeffer aus der Mühle
½ Bund Petersilie, grob geschnitten

(L) Geeignet
(F) Geeignet ohne Möhren und Brokkoli
(G) Geeignet
(H) Geeignet ohne Zitrone

1 Gemüse waschen und putzen. Petersilienwurzeln und Möhren würfeln. Brokkoli in Röschen teilen. Frühlingszwiebeln in Ringe schneiden. Knoblauch abziehen und fein schneiden.

2 Öl erhitzen und Zwiebel und Knoblauch darin glasig dünsten. Amaranth und Gemüse unterrühren. Brühe aufgießen.

3 Zum Kochen bringen, die Hitzezufuhr reduzieren und die Mischung zugedeckt 10 Minuten köcheln lassen. Ausschalten und auf der Kochstelle 10 Minuten nachquellen lassen.

4 Den Gemüsetopf mit Zitronensaft, Salz und Pfeffer würzen. Die Petersilie untermischen.

TIPP Gemüse oder Hirse austauschen – etwa durch braune Hirse, Quinoa, Reis oder Buchweizen. Erkaltet können daraus auch Frikadellen geformt und gebraten werden.

Hähnchen süß-sauer

4 Portionen / 20 Minuten

400 g Hähnchenbrustfilet
2 EL Sojasauce
1 EL Maisstärke
2 rote Paprikaschoten
2 grüne Paprikaschoten
400 g Mangold
2 Zwiebeln
400 g Ananas
40 g frischer Ingwer
2 EL Olivenöl
2 Zweige Rosmarin
⅛ l Orangensaft
2 EL Rotweinessig, 2 EL Honig
Meersalz, Pfeffer aus der Mühle

Geeignet (L)
Geeignet ohne Ananas, Paprikaschoten, Honig, Orange, Essig (F)
Geeignet (G)
Geeignet ohne Orange, Mangold, Sojasauce, Essig (H)

1 Fleisch kalt waschen, trockentupfen, in Streifen schneiden. Mit Sojasauce, Maisstärke und etwas Wasser vermengen.

2 Gemüse waschen und putzen. Paprikaschoten grob würfeln, Mangold grob schneiden. Zwiebeln abziehen und klein würfeln. Ananas schälen, Strunk entfernen und das Fruchtfleisch in Würfel schneiden. Ingwer schälen, fein schneiden.

3 1 Esslöffel Olivenöl in einem Wok erhitzen und das marinierte Fleisch mit den Rosmarinzweigen darin knusprig braun braten. Herausnehmen und warm stellen. Den Wok säubern.

4 1 Esslöffel Öl im Wok erhitzen und das Gemüse darin anbraten. Ananas, Ingwer, Orangensaft, Essig und Honig zufügen und alles 2 bis 3 Minuten dünsten. Fleisch ohne Rosmarin unterheben und kurz heiß werden lassen. Abschmecken.

TIPP **Ente, Lamm, Rinderfilet, geräucherten Tofu oder Fischstücke so zubereiten. Dazu Jasmin-Reis servieren.**

Kohlenhydratfreie Nudeln mit Gemüsesugo

4 Portionen / 15 Minuten

400 g Konjacnudeln (eingelegt)
2 Zwiebeln, 3 Knoblauchzehen
200 g Auberginen, 300 g Zucchini
je 1 Bund Thymian und Oregano
2 EL Olivenöl
500 g Tomatenbasis (Seite 79)
Meersalz, Pfeffer aus der Mühle
4 EL Schmand, frische Kräuter

Geeignet (L)
Geeignet ohne Tomaten und Auberginen (F)
Geeignet (G)
Geeignet ohne Tomaten (H)

1 Nudeln abtropfen lassen. Nach Anweisung garen. Zwiebeln und Knoblauch abziehen und schneiden. Auberginen und Zucchini waschen, putzen und klein schneiden. Thymian und Oregano waschen und die Blätter von den Stängeln zupfen.

2 Öl erhitzen und Zwiebeln und Knoblauch darin anbraten. Auberginen und Zucchini mitbraten. Tomatenbasis aufgießen. Mit Salz und Pfeffer würzen. Thymian und Oregano dazugeben – etwas zum Garnieren aufheben – und 3 bis 5 Minuten dünsten lassen. Mit den heißen Nudeln mischen, anrichten und mit je 1 Esslöffel Schmand und Kräutern garnieren.

TIPP **Möhren, Pastinaken und Knollensellerie als Gemüse wählen und mit Zwiebeln, Knoblauch, Tomaten, Gewürzen und Brühe 20 Minuten dicklich einkochen.**

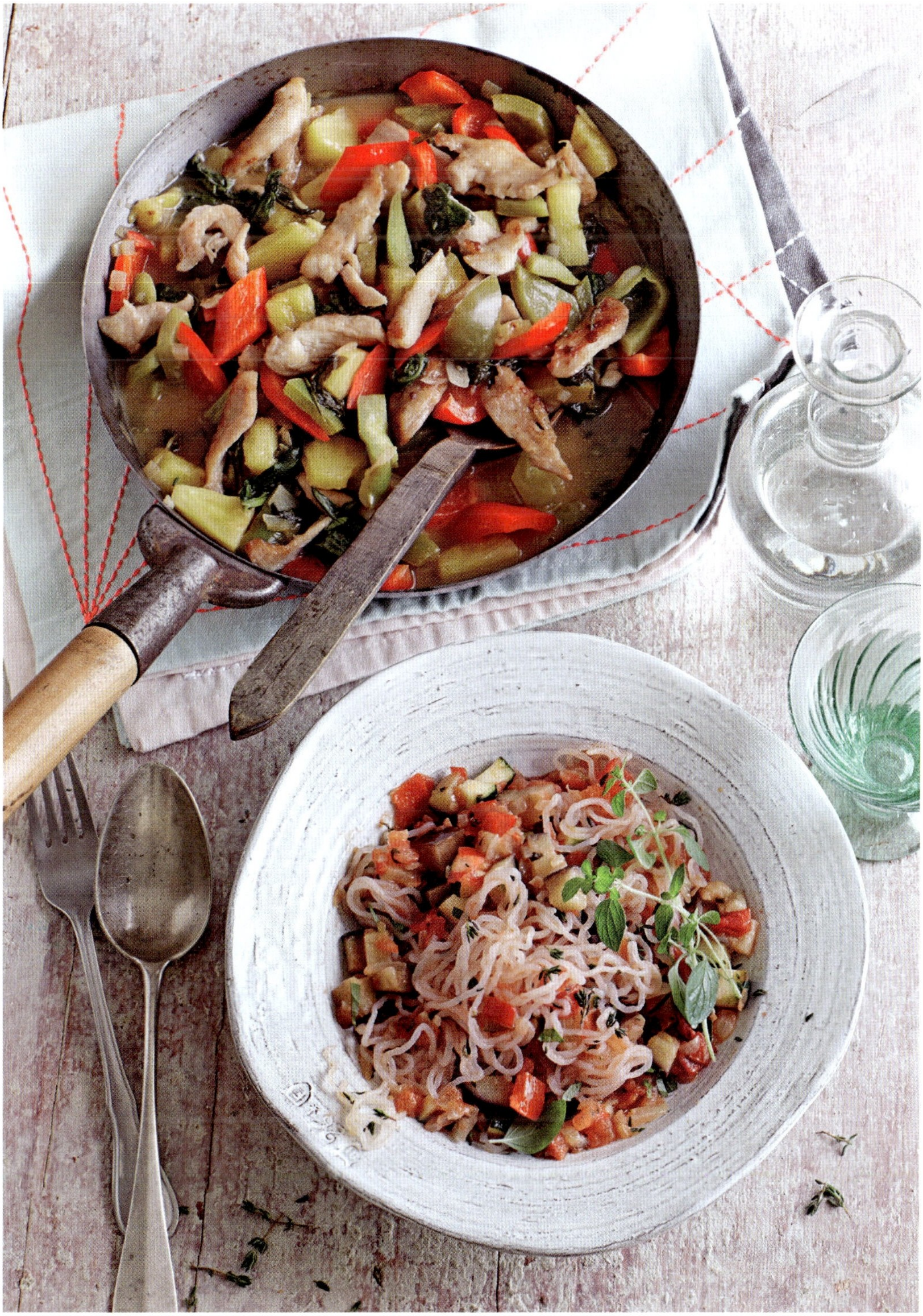

Wildlachsfilet auf Blattspinat mit Pinienkernen

4 Portionen / 15 Minuten

250 g Blattspinat (frisch oder TK)
4 Wildlachsfilets à 100 g
Meersalz, Pfeffer aus der Mühle
4 Zweige Zitronenthymian
1 Zwiebel, 2 Knoblauchzehen
1 EL Olivenöl
frisch geriebene Muskatnuss
2 EL Pinienkerne

Geeignet (L)
Geeignet (F)
Geeignet (G)
Geeignet ohne Spinat (H)

1 Frischen Blattspinat waschen und putzen, Tiefkühlware auftauen und abtropfen lassen.

2 Lachsfilet kalt waschen, trockentupfen, mit Salz und Pfeffer würzen. Mit Zitronenthymian belegen und in einem Topf über Dampf ca. 8 Minuten dämpfen.

3 Zwiebel und Knoblauch abziehen und fein schneiden. Olivenöl in einem Topf erhitzen und darin Zwiebel und Knoblauch anschwitzen. Spinat zufügen und zusammenfallen lassen. Mit Salz, Pfeffer und Muskatnuss würzen. Pinienkerne untermengen. Spinat auf Teller geben und Lachsfilet darauf anrichten.

TIPP **Zander, Saibling oder Forellenfilet analog zubereiten. Dazu passen gedämpftes Gemüse oder Dampfkartoffeln.**

Hirse mit Schafskäse und Tomaten

4 Portionen / 35 Minuten

je 200 g Möhren und gelbe Rüben
je 2 Zwiebeln und Knoblauchzehen
1 TL frischer Ingwer
300 g Hirse, 1 EL Olivenöl
700 ml Gemüsebrühe
400 g Freilandtomaten
100 g Schafskäse
Meersalz, Pfeffer aus der Mühle
frisch geriebene Muskatnuss
4 EL Crème fraîche

Geeignet mit laktosefreien Milchprodukten (L)
Geeignet ohne Tomaten (F)
Geeignet (G)
Geeignet ohne Spinat, Tomaten, Käse (H)

1 Gemüse putzen, schälen und blättrig schneiden. Zwiebeln und Knoblauch abziehen, Ingwer schälen und alles sehr fein schneiden. Hirse in einem Sieb waschen und abtropfen lassen.

2 Olivenöl in einem Wok erhitzen und darin Zwiebeln, Knoblauch, Ingwer und Gemüse anbraten.

3 Die Hirse dazugeben. Mit Gemüsebrühe aufgießen und ca. 10 Minuten zugedeckt kochen. Hitzezufuhr reduzieren und den Wokinhalt zugedeckt 15 Minuten nachquellen lassen.

4 Tomaten waschen, putzen und das Fruchtfleisch in Würfel schneiden. Den Käse reiben.

5 Tomaten und geriebenen Käse unter die Gemüse-Hirse-Mischung mengen. Mit Salz, Pfeffer und Muskatnuss würzen. Das Gericht mit einer Gabel etwas auflockern und anrichten. Mit Crème fraîche garnieren.

Geschmorter Wurzel-Rinderbraten

1 Zwiebeln und Knoblauch abziehen und grob schneiden. Gemüse waschen und putzen. Möhren und Sellerie in Stücke, Lauch in Ringe schneiden. Chilischote klein hacken.

2 Fleisch kalt waschen, trockentupfen, salzen und pfeffern. Öl in einem Bräter erhitzen und das Fleisch darin rundum anbraten. Fleisch aus dem Topf nehmen und beiseite stellen.

3 Gemüse, Zwiebeln, Knoblauch und Chili in den Bräter geben und 2 bis 3 Minuten braten. Tomatenmark und Tomatensauce unterrühren. Mit Wein und Brühe ablöschen.

4 Fleisch wieder in den Bräter geben. Lorbeerblätter und Wacholderbeeren dazugeben. Im Backofen bei 190 °C (Umluft 170 °C, Gas Stufe 3) in ca. 70 Minuten weich schmoren lassen.

5 Fleisch und Lorbeerblätter herausheben. Sauce, Gemüse, Preiselbeeren und Kokosmilch oder Sahne pürieren. Braten portionieren und mit der Sauce servieren.

TIPP **Hält sich 2 bis 3 Tage. Ideales Rezept auch für eine Lammkeule. Dazu passen Rosenkohl und Kartoffelpüree.**

4 Portionen / 90 Minuten

2 Zwiebeln, 4 Knoblauchzehen
300 g Möhren
200 g Knollensellerie
1 Stange Lauch, 1 Chilischote
1 kg Rinderbraten
Meersalz, Pfeffer aus der Mühle
1 EL Olivenöl
2 EL Tomatenmark
500 g Tomatensauce (Seite 79)
½ l Rotwein
⅛ l Gemüsebrühe
4 Lorbeerblätter
10 Wacholderbeeren
2 EL Preiselbeeren
125 g Kokosmilch oder Sahne

(L) Geeignet mit laktosefreien Milchprodukten
(F) Geeignet ohne Möhren, Rotwein, Tomatenmark, Tomaten
(G) Geeignet
(H) Geeignet ohne Rotwein und Tomaten

Kürbis-Mais-Eintopf

1 Kürbis waschen, putzen und mit Schale in große Würfel schneiden. Paprikaschoten und Tomaten waschen und in Stücke schneiden. Zwiebeln und Knoblauch abziehen und fein schneiden. Chilischote klein hacken.

2 Öl erhitzen und darin Zwiebeln, Knoblauch, Paprika und Tomaten glasig dünsten. Maiskörner, Kürbis und Chili dazugeben. Mit Brühe angießen, salzen, pfeffern und zugedeckt 15 bis 20 Minuten bei schwacher Hitze weich köcheln lassen.

3 Mit Salz und Pfeffer würzen. Den Käse reiben und über den Eintopf geben.

4 Portionen / 30 Minuten

800 g Hokkaidokürbis
150 g Paprikaschoten
300 g Fleischtomaten
2 Zwiebeln, 2 Knoblauchzehen
1 Chilischote, 2 EL Olivenöl
250 g Maiskörner (Tiefkühlware)
⅛ l Gemüsebrühe
Meersalz, Pfeffer aus der Mühle
50 g Schafs- oder Ziegenkäse

(L) Geeignet mit laktosefreiem Käse
(F) Nicht geeignet
(G) Geeignet
(H) Geeignet ohne Käse, Tomaten

Erdbeer-Minze-Joghurt

4 Portionen / 15 Minuten

250 g Magerquark/Schafsquark
400 g frische Erdbeeren
6 Minzblätter
2 griechische Joghurts à 125 g (10 % Fett)
2 EL Honig

Geeignet mit laktosefreien Milchprodukten (L)
Nicht geeignet (F)
Geeignet (G)
Geeignet ohne Erdbeeren (H)

Das Bild zum Rezept finden Sie auf Seite 119 oben.

1 Quark in einem Sieb abtropfen lassen. Erdbeeren waschen, putzen und halbieren. Vier Hälften zur Seite legen und die restlichen in Stücke schneiden. Minze waschen, fein schneiden.

2 Quark, Joghurt und Honig vermischen. Mit der Hälfte der Erdbeeren und Minzblätter in einem Mixer pürieren.

3 Die restlichen Erdbeeren unter die Creme mischen. Mit den vier halben Erdbeeren und Minze dekorieren. Kühl stellen.

HIMBEER-MINZE-JOGHURT **Analog mit Himbeeren zubereiten.**

Mangocreme

4 Portionen / 15 Minuten

1 gut reife Mango
2 säuerliche Äpfel
8 Walnusshälften

Geeignet (L)
Nicht geeignet (F)
Geeignet (G)
Geeignet ohne Nüsse (H)

1 Mango und Äpfel waschen, schälen, entkernen und das Fruchtfleisch klein würfeln.

2 Eine Pfanne mit 2 Esslöffel Wasser erhitzen und die Mango- und Apfelstücke darin zugedeckt etwa 5 Minuten bei schwacher Hitze weich dünsten.

3 Das gedünstete Obst pürieren und in 4 Schalen anrichten. Mit je 2 Walnusshälften garnieren.

Aprikosensorbet

4 Portionen / 40 Minuten

600 g reife Aprikosen
Saft von 1 Limette
4 EL Fruchtdicksaft

Geeignet (L)
Nicht geeignet (F)
Geeignet (G)
Geeignet ohne Limette (H)

1 Aprikosen waschen, entkernen und das Fruchtfleisch würfeln. Mit Limettensaft und Fruchtdicksaft sehr fein pürieren.

2 Die Aprikosenmischung in eine flache Form geben und im Gefrierfach etwa 30 Minuten durchziehen lassen. Dazwischen mehrmals umrühren (oder in einer Eismaschine zubereiten).

3 Das Sorbet noch einmal kurz umrühren und mit einem Eisportionierer in Gläsern anrichten.

Rote Grütze mit Vanillesauce

4 Portionen / 20 Minuten

500 g gemischte Beerenfrüchte (frisch oder Tiefkühlware)
100 ml Beerensaft
2 EL Honig oder Ahornsirup
¼ l Soja-Vanille-Sauce (Fertigprodukt)

(L) Geeignet
(F) Nicht geeignet
(G) Geeignet
(H) Geeignet ohne Sojaprodukt

1 Frische Früchte waschen, putzen und klein schneiden oder tiefgekühlte Beeren auftauen.

2 200 Gramm der Früchte mit Beerensaft und Honig in einem Mixbecher pürieren. Das Püree in einen Topf umfüllen.

3 Die restlichen Früchte unter das Püree heben. Alles unter gelegentlichem Rühren einmal aufkochen und kalt stellen.

4 Portionieren und mit der Vanillesauce anrichten.

Heidelbeer-Buttermilch-Creme

4 Portionen / 70 Minuten

4 Blatt Gelatine, 4 Zweige Minze
350 g Heidelbeeren
3 EL Holunderblütensirup
200 g Buttermilch
200 g Sahnequark
Schale von 1 Bio-Zitrone
3 EL Honig oder Ahornsirup

(L) Geeignet mit laktosefreien Milchprodukten
(F) Nicht geeignet
(G) Geeignet
(H) Geeignet ohne Zitrone und Sirup

1 Gelatine in kaltem Wasser einweichen. Minze von den Stängeln zupfen und grob schneiden.

2 Heidelbeeren mit Minze pürieren. Mit Sirup, Buttermilch, Quark, abgeriebener Zitronenschale und Honig verrühren.

3 Gelatine ausdrücken, erwärmen und tropfenweise unter die Buttermilchmischung rühren. Creme in kleine Gläser füllen und 1 bis 2 Stunden kalt stellen. Mit Minze garnieren.

TIPP **Statt mit Minze mit Zitronenmelisse garnieren.**

PSYCHOTIPP

Essen als Vorspiel

»Essen ist die Erotik des Alters.« Damit ist wohl gemeint, dass sich die Erotik bei vielen Paaren nach langjähriger Zweisamkeit in den Kochtopf verkrochen hat und gutes Essen die körperliche Sexualität ersetzt. Man kann das Pferd jedoch auch von hinten aufzäumen: Sinnlichkeit und Erotik zum Partner kann durch liebevoll zubereitetes Essen verstärkt werden. Folglich kann einer krisenbesetzten Partnerschaft durch stilvolles Essen wieder auf die Sprünge geholfen werden, egal, ob nun Männlein oder Weiblein kocht. Im Idealfall schwingen beide die Kochlöffel, dann wird gegessen und …

Pannacotta

4 Portionen / 20 Minuten plus 4 Stunden Kühlzeit

3 Blatt Gelatine (3 TL Agar-Agar)
500 g Sahne (Sojasahne)
1 Vanilleschote, 2 EL Vanillezucker

Außerdem
Öl für die Förmchen

Geeignet mit laktosefreier Sahne (L)
Geeignet ohne Vanillezucker und Erdbeeren (F)
Geeignet (G)
Geeignet ohne Erdbeeren (H)

Das Bild zum Rezept finden Sie auf Seite 119 unten.

1 4 kleine Förmchen mit Öl auskleiden. Gelatine in kaltem Wasser einweichen. Vanillemark auskratzen. Sahne mit Vanillemark, Vanilleschote und Vanillezucker aufkochen und bei schwacher Hitze 10 bis 15 Minuten köcheln lassen.

2 Topf zur Seite ziehen, Vanilleschote entfernen. Gelatine ausdrücken und (oder das Agar-Agar-Pulver) einrühren. Die Creme in die Förmchen füllen. Mindestens 4 Stunden tiefkühlen und vor dem Verzehr auf Teller stürzen.

TIPP Auf Desserttellern mit Fruchtsauce anrichten. Mit Beeren und/oder Minze oder Zitronenmelisse garnieren.

ERNÄHRUNGSCOACH

Ende der dritten Etappe

Gehen Sie immer parallel vor. Während Sie die einzelnen Ernährungsetappen durchlaufen, arbeiten Sie auch auf mentaler Ebene und agieren als Ihr eigener Coach. Sie bestimmen selbst, wie Sie weiter vorgehen wollen oder können. Bei Bedarf verweilen Sie länger in einer der einzelnen Etappen. Wenn Ihnen danach ist, kehren Sie in eine vorhergehende Etappe zurück.

Wir Erwachsene sind sehr auf Selbstbestimmung und Eigenverantwortlichkeit bedacht. Wir wollen für uns selbst entscheiden, was wir aus unserem einzigartigen Leben machen. Partnerschaft, Familie, Beruf, Freizeit sind jene Bereiche, die unser Dasein füllen. Hierbei wollen wir so wenig wie möglich fremdbestimmt sein. Was ist aber mit unserer Gesundheit? Die geben wir schnell in medizinische Hände: ... der Herr Doktor verschreibt schon etwas. Wie gehen wir hier mit unserer Selbstbestimmung um? Würden wir den vier wesentlichen gesundheitsfördernden Pfeilern – körperliche Aktivität, Nichtrauchen, Stressmanagement und gesundes Ernährungsverhalten – mehr Achtung schenken, käme dies einer sowohl physiologischen als auch psychologischen Selbstbehandlung gleich. Wir würden damit unser Selbstmanagement fördern und unsere Selbstbestimmung durch die positive Einflussnahme auf Körper, Geist und Gefühle stärken und erweitern.

Nutzen Sie Ihr Recht auf Selbstbestimmung und werden Sie Ihr eigener Experte für Ihre Gesundheit und Ihr Wohlbefinden! Und: Wie belohnen Sie sich für die geschaffte Etappe?

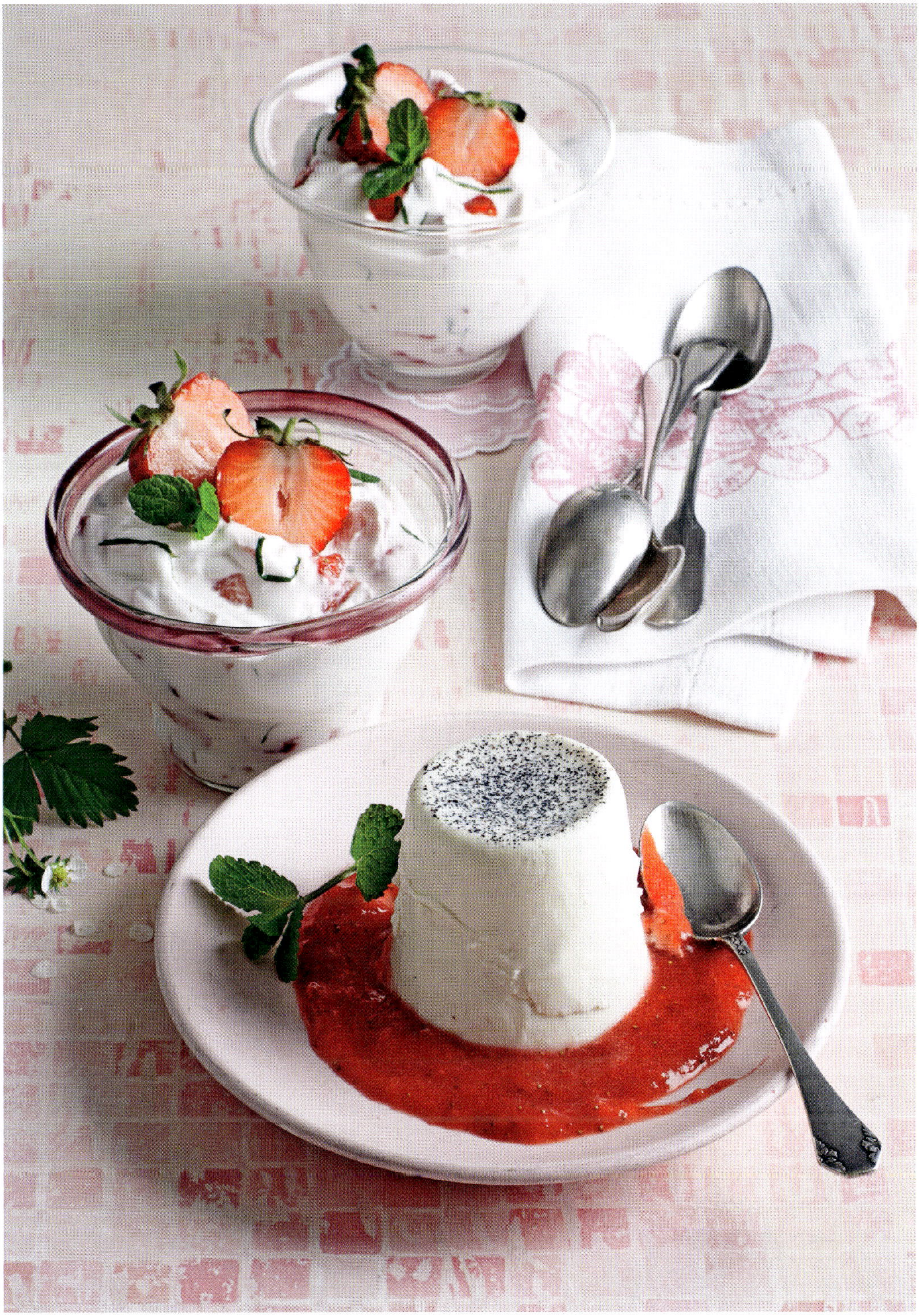

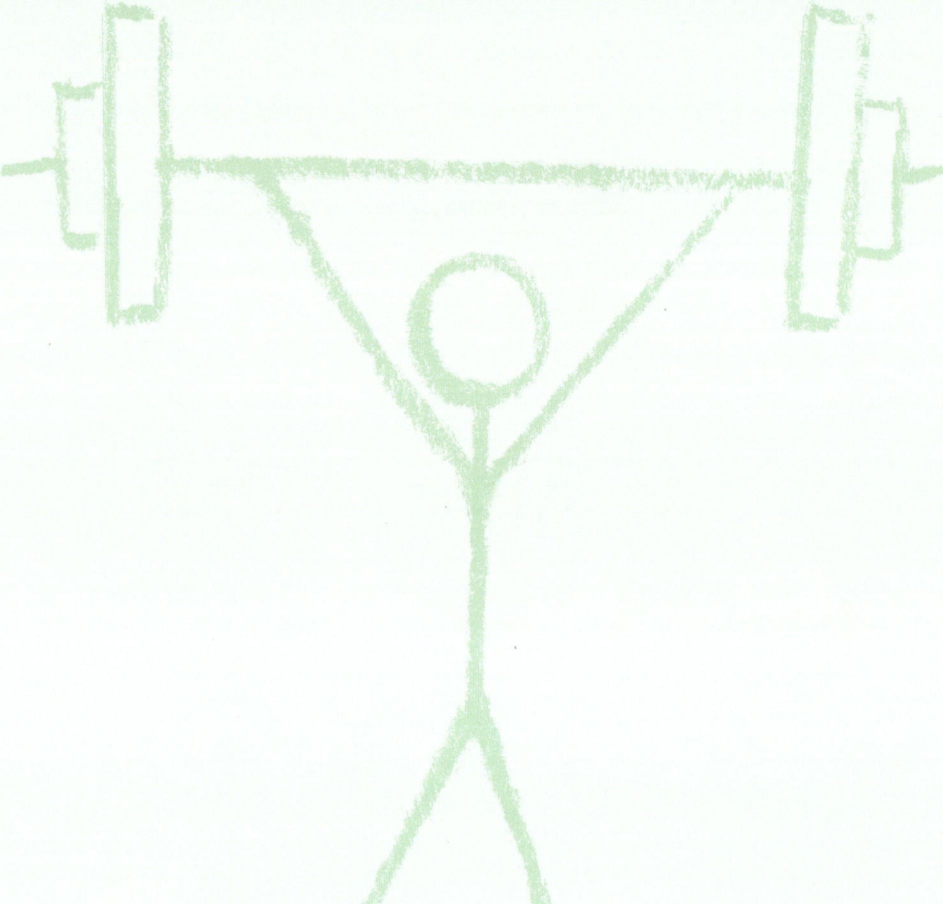

Erweiterungswoche = Mit voller Kraft voraus

Es beginnt die eigentliche Ernährungsumstellung. Die kohlenhydratreduzierte Flexitarier-Mischkost wird durch Vollkornprodukte, Hülsenfrüchte, Kohlgemüse, Salate, Obst und Desserts erweitert.

Unpasteurisierte fermentierte Getränke, Gemüse, Milchprodukte, Sauerteigbrot und letztlich das Sauerkraut selber sorgen in kleinen und verträglichen Mengen für ein gesundes Mikrobiom mit großer Bakterienvielfalt.

Vollwertige Ernährung

Grundsätzlich sind Sie jetzt bereit, in die Erweiterungswoche der Ernährungsumstellung zu starten. Sie haben auch hier Wahlmöglichkeiten, wie in der Aufbauwoche, zu einer kohlenhydratreduzierten Flexitarier-Mischkost. Dazu brauchen Sie nur bei den Hauptgerichten die Beilagen-Empfehlungen weglassen, die deshalb auch extra angeführt werden. Es gibt nämlich auch solche Ernährungstypen, die zumindest zwischendurch mehr Sättigung benötigen.

- Auf der Ernährungsreise geht es Richtung vollwertige Alltagskost. Wieder wird das Angebot erweitert mit noch mehr Auswahlmöglichkeiten bei Salaten, Desserts und Obst.
- Ihr Verdauungstrakt wird mit schwerer verdaulichen Hülsenfrüchten, Kohlgemüse und Vollkornprodukten konfrontiert. Er muss mehr Leistung bringen.
- An dieser Stelle sollten Sie schon die für Ihren Ernährungstyp (siehe Seite 17) am besten passende Ernährungsform gefunden haben. Wenn nicht, dann probieren Sie weiter, aber nur, wenn Sie dazu auch bereit sind und wenn Ihre Verträglichkeit mitspielt. Andernfalls kehren Sie für 1 bis 2 Wochen zum Anfang der Basenwoche oder Aufbauwoche zurück, wenn Sie sich dabei wohler fühlen sollten. Dann erst fahren Sie im Programm fort.
- Die nachfolgenden kulinarischen Empfehlungen ermöglichen Ihnen eine gesunde, vollwertige Ernährung für Ihre ganz persönliche Ernährungsform und Ihren individuellen Geschmack, bei dem Sie sich am wohlsten fühlen. Und das alles zusätzlich abgestimmt auf einen gesünderen Alltag oder auf eine Highlight-Küche für ein gepflegtes kulinarisches Wochenende.
- Es gelten auch hier die gleichen Vorschläge zur Aufnahme von Flüssigkeit, vor allem in Form von viel Wasser über den Tag verteilt.

Achten Sie im Sinne des persönlichen Umweltschutzes auf kurze Transportwege von Lebensmitteln. Kaufen Sie kontrollierte heimische Produkte und reduzieren Sie Treibhausgase und CO_2 Ausstoß durch den Verzehr von weniger gutem Fleisch. Verzichten Sie vermehrt auf Plastik und Palmkernöl

Aufbau der Erweiterungswoche

Grundsätzlich bleiben die Auswahlmöglichkeiten bei den Tagesvorschlägen wie in der Aufbauwoche. Es kommen nur noch ein paar Erweiterungsvarianten dazu. Die Gerichte bei den Tagesempfehlungen können wie gewohnt auch vorbereitet und in den Arbeitsalltag mitgenommen werden. Und zwischendrin immer viel trinken und bei Heißhunger ein paar Nüsse knabbern.

Tag 1

Frühstück

Basisches Frühstück Gemüsefladen mit Hummus und 1 Smoothie Ihrer Wahl (-F)

Getreidebrei Getreidebrei nach Wahl (-G) mit Obst (-F) und Nüssen (-F, -H)

Alternativ Tee/Kaffee mit Milch (-L), 2 Scheiben Vollkornbrot (-G), Butter, Marmelade oder Honig (-F)

Fitness-Frühstück Apfelquark mit Honig und Nüssen (-F, -H)

Getränk Kräutertee, grüner Tee, Malzkaffee mit Milch (-L)

Für Frühstücksmuffel Avocado-Smoothie oder frisches Obst (-F)

Tagesempfehlung – auswählen und mitnehmen

Suppe Brokkoli-Basensuppe

Salat Avocado-Mozzarella-Salat mit Mango

Hauptgericht Krautrouladen mit Couscousfüllung oder Rosenkohl mit Currysauce

Dessert Mokkacreme

Abends Eine Suppe wie mittags, nach Bedarf mit Hauptgericht

Tag 2

Frühstück

Basisches Frühstück Kartoffelfladen mit Schafsquarkaufstrich (-L) und 1 Smoothie Ihrer Wahl (-F)

Getreidebrei Amaranth-Getreidebrei mit Banane (-F)

Alternativ ⅛ l frisch gepresster Gemüse-/Obstsaft (-F), 1 weich gekochtes Ei, Vollkornbrot (-G), Quarkaufstrich (-L)

Fitness-Frühstück Bananen-Trauben-Salat (-F)

Für Frühstücksmuffel Heidelbeer-Smoothie mit Walnüssen (-F, -H) oder frisches Obst (-F)

Getränk Kräutertee, grüner Tee, Malzkaffee mit Milch (-L)

Tagesempfehlung – auswählen und mitnehmen

Suppe Pastinaken-Basensuppe

Salat Möhrensalat mit Apfel

Hauptgericht Saibling mit Kürbispüree oder Mediterrane Polenta-Gemüseschnitte oder Auberginen-Frikassee

Dessert Aprikosen mit Limettencreme

Abends Eine Suppe wie mittags, nach Bedarf mit Hauptgericht

Tag 3

Frühstück

Basisches Frühstück Chapatibrot mit Avocadoaufstrich und 1 Smoothie Ihrer Wahl (-F)

Getreidebrei Gofio-Getreidebrei mit Walnüssen (-F, -H) und Obst (-F)

Fitness-Frühstück Papaya-Kokos-Joghurt (-L, -F)

Alternativ Tee, Schafsjoghurt (-L) mit Vollkornflocken (-G), Honig, Obst (-F) und Walnüssen (-F, -H)

Für Frühstücksmuffel Banane-Ananas-Smoothie (-F, -H) oder Obst (-F)

Getränk Kräutertee, grüner Tee, Malzkaffee mit Milch (-L)

Tagesempfehlung – auswählen und mitnehmen

Suppe Sellerie-Basensuppe

Salat Griechischer Salat mit Thunfisch

Hauptgericht Indisches Kohl-Sambhara oder Basilikum-Gnocchi

Dessert Himbeertraum

Abends Eine Suppe wie mittags, nach Bedarf mit Hauptgericht

Tag 4

Frühstück

Basisches Frühstück Kartoffelfladen mit Gemüseaufstrich und 1 Smoothie Ihrer Wahl (-F)

Getreidebrei Quinoa-Getreidebrei mit Walnüssen (-F, -H) und Banane (-F)

Fitness-Frühstück Quark-Leinöl-Müsli (-L) mit Obst (-F)

Alternativ Tee/Kaffee/Milch (-L), Vollkornbrot (-G), Butter, Schnittkäse (-L), Tomaten, Paprika, Gurke (-F, -H)

Für Frühstücksmuffel Mango-Pfirsich-Smoothie (-F) oder frisches Obst (-F)

Getränk Kräutertee, grüner Tee, Malzkaffee mit Milch (-L)

Tagesempfehlung – auswählen und mitnehmen

Suppe Blumenkohl-Basensuppe

Salat Fenchel-Orangen-Salat

Hauptgericht Irish Stew oder mediterrane Kartoffel-Gemüsepfanne oder Spinat-Tofu-Lasagne

Dessert Erdbeer-Kardamom-Creme

Abends Eine Suppe wie mittags, nach Bedarf mit Hauptgericht

Tag 5

Frühstück

Basisches Frühstück Buchweizenbrötchen mit Oliven-Tofu-Aufstrich und 1 Smoothie Ihrer Wahl (-F)

Getreidebrei gekochter Getreidebrei (-L, -G) mit Ahornsirup (-F)

Alternativ Käseomelette mit Schnittlauch (-L) und gedämpftem Gemüse

Fitness-Frühstück Apfelquark (-L) mit Honig und Nüssen (-F, -H)

Für Frühstücksmuffel Birne-Erdbeer-Smoothie (-F, -H) oder Obst (-F)

Getränk Kräutertee, grüner Tee, Malzkaffee mit Milch (-L)

Tagesempfehlung – auswählen und mitnehmen

Suppe Avocado-Basensuppe

Salat Gurkensalat mit Sauerrahm und Kartoffeln

Hauptgericht Hirseauflauf à la Mama oder Tomaten-Fenchel-Gemüse

Dessert Apfel-Ananas-Creme mit Nüssen

Abends Eine Suppe wie mittags, nach Bedarf mit Hauptgericht

Tag 6

Frühstück

Basisches Frühstück Pellkartoffelscheiben mit Schafsquarkaufstrich (-L) und 1 Smoothie Ihrer Wahl (-F)

Getreidebrei magenwärmender Hirsebrei mit Ingwer und Honig (-F)

Alternativ Tee/Kaffee/Milch (-L), Roggenbrot (-G) mit Mozzarella (-L), Tomaten (-F, -H), Basilikum, Kürbiskernöl

Fitness-Frühstück Quark-Leinöl-Müsli (-L) mit Obst (-F)

Für Frühstücksmuffel Kokos-Apfel-Smoothie (-F) oder Obst (-F)

Getränk Kräutertee, grüner Tee, Malzkaffee mit Milch (-L)

Tagesempfehlung – auswählen und mitnehmen

Suppe Avocado-Basensuppe

Salat Linsensalat mit Tomaten

Hauptgericht Seelachsfilet auf provenzalische Art oder Mangoldgemüse mit Ricotta oder gefüllte Avocado mit Tomaten

Dessert Apfel-Milchreis

Abends Eine Suppe wie mittags, nach Bedarf mit Hauptgericht

Tag 7

Frühstück

Basisches Frühstück Buchweizenfladen mit Gemüseaufstrich und 1 Smoothie Ihrer Wahl (-F)

Getreidebrei Reisbrei mit Kokosmilch und Aprikosen (-F)

Alternativ Vollkorntoast (-G), Butter, Käse (-L -H), Paprika (-F), Gurke, Tomate (-F, -H)

Fitness-Frühstück Quark-Leinöl-Aufstrich (-L) mit Pellkartoffel

Für Frühstücksmuffel Melonen-Smoothie (-F) oder Obst (-F)

Getränke Kräutertee, grüner Tee, Malzkaffee mit Milch (-L)

Tagesempfehlung – auswählen und mitnehmen

Suppe Kräuter-Basensuppe

Salat Rucola-Basilikum-Pinienkerne-Salat

Hauptgericht Pilz-Hirsch-Ragout oder Chili-Bohnen-Pfanne oder Thai-Gemüsecurry

Dessert Frischkäse-Tiramisu ohne Ei und ohne Mascarpone

Abends Eine Suppe wie mittags, nach Bedarf mit Hauptgericht

Rezepte für die Erweiterungswoche

Da nun erstmals Vollkornprodukte vorkommen, empfehlen wir Ihnen eine kleine Getreidemühle, um das ganze Bio-Korn frisch mahlen zu können. Mit diesem Mehl ersetzen Sie dann das Weißmehl. Natürlich können Sie das Bio-Vollkornmehl auch kaufen. Ab jetzt können Sie auch die Buchweizenbrötchen oder Fladen mit frisch gemahlenem Buchweizen oder einer Getreideart Ihrer Wahl backen.

DAS SOLLTEN SIE IMMER ZU HAUSE HABEN Als Hirnnahrung Walnüsse oder Studentenfutter, Mandelmus, selbst gemacht oder gekauft, ein paar Sorten offener Kräutertee, Mineralwasser, 1 Flasche Natur-Apfelessig oder Aceto balsamico, 1 Flasche kalt gepresstes Olivenöl und Leinöl für Salate (gekühlt aufbewahren), 1 Flasche warm gepresstes Rapsöl oder Olivenöl zum Braten, 1 Glas Honig, Ahornsirup oder Birnendicksaft, feines Meersalz, Leinölsenf, Sojasahne, Kokosmilch oder Sahne, Schmand oder Sauerrahm. Empfehlenswert für das Mikrobiom sind neben den Ballaststoffen auch kleine Mengen fermentierter Brottrunk, Kombucha, Wasser oder unpasteirisierter Milchkefir, Joghurt, Kimchi, Miso, Tempeh und Sauerkraut.

Hummus

4 Portionen / 10 Minuten

200 g Kichererbsen (gekochte aus dem Glas oder über Nacht eingeweichte)

50 g weißes Mandelmus

1 TL naturbelassenes Salz

3 EL kalt gepresstes Leinöl oder Olivenöl

Geeignet (L)

Geeignet ohne Mandeln und Tomaten (F)

Geeignet (G)

Geeignet ohne Zitrone, Tomaten und Mandeln (H)

1 Kichererbsen abtropfen lassen und in einen Mixer geben. Mandelmus, Salz und Öl dazugeben. Cremig pürieren.

2 Unter diese Grundmasse weitere Zutaten nach Wahl mischen und nach Gusto ganz fein pürieren.

MIT BÄRLAUCH 1 Handvoll gewaschenen Bärlauch und etwas Kreuzkümmel zur Grundmasse dazugeben.

MIT KORIANDER Saft und Schale von 1 unbehandelten Zitrone, ½ Bund Koriandergrün, 1 Knoblauchzehe zufügen.

MEDITERRAN 7 getrocknete Tomaten, ½ Bund Basilikum, 1 Knoblauchzehe und 10 entkernte Oliven dazugeben.

Krautrouladen mit Couscous-Ingwer-Füllung

4 Portionen / 40 Minuten

1 kleiner Weißkohl
1 Zwiebel
200 g gelbe Zucchini
1 TL frischer Ingwer
1 Peperoni
2 EL Olivenöl
600 ml Gemüsebrühe
200 g Couscous
100 g Pinienkerne
1 TL Currypulver
250 g Schafs-Frischkäse
4 EL Crème fraîche
Meersalz
Pfeffer aus der Mühle
250 g Tomatenbasis (Seite 79)

(L) Geeignet mit laktosefreien Milchprodukten
(F) Geeignet ohne Tomaten
(G) Geeignet wenn Hirse statt Couscous
(H) Geeignet ohne Tomaten

1 Vom Weißkohl den Strunk entfernen, ohne den Kopf zu teilen, am besten also einen Kegel herausschneiden.

2 Für die Rouladen vier große und vier kleine Blätter vom Kohlkopf abtrennen. Ein Dampfsieb in einen Topf stellen, etwas Wasser angießen und aufkochen. Die abgelösten Blätter in das Dampfsieb legen und kurz dämpfen. Das restliche Kraut in kleine Würfel schneiden.

3 Für die Füllung die Zwiebel abziehen und klein schneiden. Zucchini waschen, putzen und klein würfeln. Ingwer schälen und klein schneiden. Peperoni waschen und klein hacken.

4 In einem Wok Olivenöl erhitzen und die Zwiebelstücke darin anschwitzen. Krautwürfel mit etwas Gemüsebrühe dazugeben und in etwa 8 Minuten weich dünsten.

5 Couscous, Zucchini, Ingwer, Peperoni, Pinienkerne und Currypulver dazugeben. Mit der restlichen Gemüsebrühe auffüllen und den Couscous für weitere 5 Minuten zugedeckt quellen lassen.

6 Die Hälfte des Frischkäses und 3 Esslöffel Crème fraîche unter den Couscous mischen. Mit Salz und Pfeffer würzen.

7 Den Backofen auf 220 °C (Umluft 200 °C, Gas Stufe 4–5) vorheizen. Eine Auflaufform bereitstellen.

8 Die Füllung in je ein kleines und großes Krautblatt einrollen und in der Auflaufform eng aneinanderlegen. Die Tomatenbasis und den restlichen Frischkäse darübergeben. Die Form in den Backofen stellen und die Krautwickel in etwa 10 Minuten überbacken. Mit der restlichen Crème fraîche garnieren.

TIPP **Diese Füllung in längs geschnittene, gebratene Zucchini- oder Auberginenstreifen rollen, in Tomaten oder Gurken füllen oder als Auflauf mit Käse überbacken.**

INFO **Kohlgemüse macht fit durch darmreinigende Ballaststoffe, enthält Calcium, Kalium, Eisen, Vitamin C und E und fast alle B-Vitamine. Es verringert nachweislich das Krebsrisiko.**

Rosenkohl mit Currysauce

4 Portionen / 30 Minuten

500 g Rosenkohl
Meersalz
2 Äpfel
1 Banane
20 g Butter
2 EL Currypulver
¼ l Basensauce (Seite 80)
200 g Crème fraîche
2 TL Zitronensaft
Pfeffer aus der Mühle
1 TL Honig

Geeignet mit laktosefreien Milchprodukten (L)
Geeignet ohne Äpfel, Banane, Honig (F)
Geeignet (G)
Geeignet ohne Zitrone (H)

1 Rosenkohl putzen, waschen und in kochendem Salzwasser 10 bis 15 Minuten weich garen.

2 Äpfel waschen, schälen, das Kerngehäuse entfernen und das Fruchtfleich klein würfeln. Banane schälen und in Scheiben schneiden.

3 Butter in einem Topf zerlassen und die Apfelstücke und Bananenscheiben darin anschwenken. Mit Currypulver würzen, Basensauce angießen und Crème fraîche unterrühren. Einmal aufkochen lassen und mit Zitronensaft, Salz, Pfeffer und Honig abschmecken.

4 Den abgetropften Rosenkohl in die Sauce mischen.

TIPP **Blumenkohl oder Brokkoli so zubereiten. Dazu passen geröstete Mandeln und Dampfkartoffeln als Beilage.**

Kohl-Gemüsetopf mit Kartoffeln

4 Portionen / 25 Minuten

4 mehligkochende Kartoffeln
2 Zwiebeln
4 Knoblauchzehen
1 Kopf Weißkohl
200 g gelbe Rüben
2 EL Olivenöl
½ TL Kümmelsamen
Meersalz, Pfeffer aus der Mühle
½ l Kokosmilch

Geeignet (L)
Geeignet (F)
Geeignet (G)
Geeignet (H)

1 Die Kartoffeln waschen, mit Schale weich dämpfen. Inzwischen Zwiebeln und Knoblauch abziehen und klein schneiden.

2 Kohl putzen, halbieren, den Strunk ausschneiden und den Kopf in große Stücke schneiden. Gelbe Rüben schälen und in Scheiben schneiden.

3 Olivenöl in einem Topf erhitzen und Zwiebeln und Knoblauch darin anschwitzen.

4 Gelbe Rüben und Kohlstücke mit Kümmel dazugeben, salzen und pfeffern. Mit Kokosmilch aufgießen. Den Kohl zugedeckt in etwa 15 Minuten weich dünsten.

5 Zuletzt die Kartoffeln pellen, in Stücke schneiden und untermischen. Nach Bedarf nachwürzen.

Saibling mit Kürbispüree

4 Portionen / 20 Minuten

Für das Kürbispüree
800 g Hokkaidokürbis
100 ml Milch (Mandelmilch)
Meersalz
frisch geriebene Muskatnuss
20 g Butter

Für das Fischfilet
4 Saiblingfilets à 120 g
1 EL Olivenöl
Meersalz, Pfeffer aus der Mühle

1 Für das Kürbispüree Hokkaido mit Schale würfeln. Kürbisstücke in einen Topf geben und die Milch zufügen. Mit Salz und Muskatnuss würzen. Den Topfinhalt zum Kochen bringen, die Hitzezufuhr reduzieren und den Kürbis in ca. 10 Minuten weich kochen. Den Topf zur Seite ziehen. Butter zum Kürbis geben und alles mit einem Pürierstab fein pürieren.

2 Inzwischen die Fischfilets unter kaltem Wasser abspülen, trockentupfen. Eventuell noch vorhandene Gräten entfernen.

3 Olivenöl in einer Pfanne erhitzen, die Filets mit der Hautseite nach unten hineinlegen, salzen und pfeffern. Nach 2 bis 3 Minuten wenden, die Hitzezufuhr ganz ausschalten und die Filets 2 bis 3 Minuten nachziehen lassen.

4 Die gebratenen Fischfilets auf dem Kürbispüree anrichten.

TIPP **Dazu passt Blattsalat.**

(L) Geeignet mit laktosefreier Milch
(F) Geeignet mit Sellerie oder gelben Rüben (statt Kürbis)
(G) Geeignet
(H) Geeignet

Mediterrane Polentaschnitten

4 Portionen / 30 Minuten

Für die Polenta
½ l Gemüsebrühe, Meersalz
300 g Maisgrieß
20 g Butter

Für die Auflage
200 g Zucchini
500 g Freilandtomaten
200 g Paprikaschoten
300 g Schafsmozzarella
100 g Oliven ohne Stein
je 1 Bund Oregano und Thymian

1 Für die Polenta Brühe mit Salz aufkochen. Maisgrieß einrühren und 5 Minuten unter Rühren köcheln lassen. Butter unterrühren und zugedeckt 5 Minuten nachquellen lassen.

2 Den Backofen auf 200 °C (Umluft 180 °C, Gas Stufe 3–4) vorheizen. Ein Backblech mit Backpapier belegen.

3 Zucchini, Tomaten und Paprikaschoten waschen, putzen und in kleine Würfel schneiden. Mozzarella würfeln. Oliven abtropfen lassen. Kräuter abzupfen und grob schneiden.

4 Polentamasse auf das Blech streichen. Gemüse, Kräuter, Käse und Oliven auflegen. 15 Minuten im Backofen backen.

TIPP **Schmeckt auch kalt sehr gut. Kann auch mit Hirse oder Couscous zubereitet werden.**

(L) Geeignet mit laktosefreiem Mozzarella
(F) Geeignet ohne Tomaten und Paprikaschoten
(G) Geeignet
(H) Geeignet ohne Tomaten

Auberginen-Frikassee

4 Portionen / 20 Minuten

500 g feste Auberginen
2 Zwiebeln
4 Knoblauchzehen
½ TL frischer Ingwer
500 g Freilandtomaten
1 Bund frischer Thymian
1 Bund Petersilie
1 EL Olivenöl
Meersalz, Pfeffer aus der Mühle
2 EL Gemüsebrühe
⅛ l Basensauce (Seite 80)

Geeignet (L)
Geeignet ohne Auberginen und Tomaten (F)
Geeignet (G)
Geeignet ohne Tomaten (H)

1 Auberginen waschen, putzen und in 2 Zentimeter große Würfel schneiden. Zwiebeln und Knoblauch abziehen, Ingwer schälen und alles fein schneiden. Tomaten waschen, Stielansatz entfernen und das Fruchtfleisch grob würfeln. Thymianblätter abzupfen. Die Petersilie waschen, trockenschütteln und grob schneiden.

2 Öl in einem Wok erhitzen und darin Zwiebeln, Knoblauch und Auberginen anbraten. Tomaten, Ingwer und Thymian dazugeben. Mit Salz und Pfeffer würzen. Falls nötig etwas Gemüsebrühe zufügen. 10 Minuten bei schwächster Hitze weich dünsten lassen.

3 Petersilie und Basensauce untermischen.

TIPP **Dazu passen Basmatireis oder Hirse und Salat.**

Indisches Kohl-Sambhara

4 Portionen / 15 Minuten

1 Weißkohl
200 g gelbe Rüben
2 Paprikaschoten (rot/grün)
1 Peperoni
1 EL Olivenöl
½ TL Kreuzkümmelsamen
1 EL Currypulver
1 TL Senfkörner
3 EL Zitronensaft
Meersalz, Pfeffer aus der Mühle

Geeignet (L)
Geeignet ohne Paprikaschoten (F)
Geeignet (G)
Geeignet ohne Zitrone (H)

1 Vom Kohl die äußeren Blätter entfernen, den Strunk herausschneiden und den Kopf in feine Streifen schneiden.

2 Gelbe Rüben waschen und schälen. Paprikaschoten waschen und putzen. Beides in feine Streifen schneiden. Peperoni waschen und fein hacken.

3 Öl in einer großen Wokpfanne erhitzen. Alle Gemüsestreifen, Kreuzkümmel, Currypulver und Senfkörner dazugeben und 5 Minuten unter Rühren braten. Zugedeckt 2 bis 3 Minuten nachdünsten lassen.

4 Vor dem Anrichten mit Zitronensaft würzen und mit Salz und Pfeffer abschmecken.

TIPP **Dazu passt gedämpfte Hirse, Amaranth oder Quinoa.**

Basilikum-Gnocchi

4 Portionen / 75 Minuten

600 g mehligkochende Kartoffeln
2 Bund Basilikum
15 Kirschtomaten
Meersalz
frisch geriebene Muskatnuss
2 Eigelb
ca. 250 g Vollkorn-Dinkelmehl
40 g Butter
200 g Schafskäse

1 Kartoffeln waschen, in Alufolie wickeln und bei 200 °C (Umluft 180 °C, Gas Stufe 3–4) 1 Stunde backen.

2 Basilikum waschen, trockenschwenken und die Blätter grob schneiden. Tomaten waschen und vierteln.

3 Für den Teig die Kartoffeln aus der Alufolie wickeln, pellen und durch eine Kartoffelpresse drücken. Mit Salz und Muskatnuss würzen. Eigelb und Dinkelmehl untermischen.

4 Den Teig zu daumenstarken Strängen ausrollen, fingerstarke Gnocchi abstechen und in Mehl rollen.

5 Salzwasser aufkochen. Gnocchi darin 2 bis 3 Minuten gar ziehen lassen, bis sie oben schwimmen. Herausheben.

6 Butter erhitzen und die Gnocchi darin mit den Tomaten schwenken. Basilikum unterheben. Mit Schafskäse anrichten.

(L) Geeignet mit laktosefreien Milchprodukten
(F) Geeignet ohne Tomaten
(G) Geeignet mit Buchweizenmehl
(H) Geeignet ohne Tomaten, Käse

Irish Stew

4 Portionen / 60 Minuten

600 g Lammschulter
1 Zwiebel, 3 Knoblauchzehen
150 g Lauch
300 g Möhren
300 g Knollensellerie
1 Kopf Weißkohl
2 EL Olivenöl
1 l Gemüsebrühe
½ TL Kümmelsamen
frisch geriebene Muskatnuss
½ TL Thymian, getrocknet
Meersalz, Pfeffer aus der Mühle
350 g Kartoffeln
1 Bund Petersilie, frisch gehackt

1 Lammfleisch kurz kalt waschen, trockentupfen und würfeln. Zwiebel und Knoblauch abziehen und fein schneiden. Gemüse waschen und putzen. Lauch in Streifen, Möhren und Sellerie in Würfel schneiden. Kohl in größere Würfel schneiden.

2 Olivenöl erhitzen und das Fleisch darin anbraten. Zwiebel, Knoblauch und Gemüse zufügen. Gemüsebrühe aufgießen. Mit Kümmel, Muskatnuss, Thymian, Salz und Pfeffer würzen.

3 Den Eintopf zunächst 25 Minuten bei schwacher Hitze zugedeckt köcheln lassen. Inzwischen eine Kartoffel zur Seite legen. Die restlichen Kartoffeln schälen und würfeln.

4 Kartoffelwürfel zum Eintopf geben und alles zusammen weitere 25 Minuten garen. Restliche Kartoffel schälen, fein raspeln und das Irish Stew damit binden. Mit Petersilie anrichten.

(L) Geeignet
(F) Geeignet ohne Möhren
(G) Geeignet
(H) Geeignet

Mediterrane Kartoffel-Gemüsepfanne

4 Portionen / 25 Minuten

400 g Paprikaschoten (rot/grün)
200 g Zucchini
250 g Champignons
je 1 rote und weiße Zwiebel
4 Knoblauchzehen
500 g Freilandtomaten
4 festkochende Kartoffeln
1 Bund Thymian
4 Zweige Rosmarin
2 EL Olivenöl
Meersalz, Pfeffer aus der Mühle

Geeignet (L)
Geeignet ohne Paprikaschoten und Tomaten (F)
Geeignet (G)
Geeignet ohne Tomaten (H)

1 Das Gemüse waschen und putzen. Paprikaschoten in Streifen, Zucchini in Würfel schneiden. Pilze putzen und vierteln. Zwiebeln und Knoblauch abziehen und in dünne Streifen schneiden. Tomaten achteln. Kartoffeln waschen, schälen und achteln. Kräuter abzupfen und grob schneiden.

2 Öl erhitzen und die Kartoffelachtel darin 5 Minuten anbraten. Zwiebeln und Knoblauch dazugeben und weitere 5 Minuten mitbraten. Champignons, Paprika und Zucchini dazugeben. Mit Salz, Pfeffer, Thymian und Rosmarin würzen und weitere 2 bis 3 Minuten braten. Zuletzt die Tomaten untermischen, aufkochen und noch mal nachwürzen.

TIPP Die Kartoffeln können Sie auch weglassen, dann geht es in der halben Zeit. Dazu einen Salat.

Das Bild zum Rezept finden Sie auf Seite 133 unten. Oben ist die Spinat-Tofu-Lasagne abgebildet.

Spinat-Tofu-Lasagne

4 Portionen / 30 Minuten

1 Gemüsezwiebel
500 g Blattspinat
250 g Tofu
1 Bund Oregano
1 EL Olivenöl
Meersalz, Pfeffer aus der Mühle
frisch geriebene Muskatnuss
200 g Konjacnudeln (eingelegt)
300 g Tomatenwürfel (Seite 79)
20 g Butter, 250 g Feta, zerrieben
250 g Schafsmozzarella

Geeignet mit laktosefreiem Käse (L)
Geeignet ohne Tomaten (F)
Geeignet (G)
Geeignet ohne Spinat, Käse, Tomaten (H)

1 Gemüsezwiebel abziehen und klein würfeln. Spinat putzen, waschen und abtropfen lassen. Tofu klein würfeln. Oregano abzupfen und grob schneiden.

2 Öl erhitzen und darin Zwiebel und Tofu anbraten. Spinat zufügen und in 2 bis 3 Minuten zusammenfallen lassen. Mit Salz, Pfeffer, Oregano und Muskatnuss würzen. Nudeln abtropfen lassen, Tomatenwürfel, Butter und Feta dazugeben.

3 Den Backofen vorheizen auf 200 °C (Umluft 180 °C, Gas Stufe 3–4).

4 Nudel-Tofu-Mischung in eine Auflaufform geben und mit zerbröckeltem Mozzarella bestreuen. Den Auflauf in ca. 20 Minuten knusprig braun überbacken.

TIPP Dazu passt ein grüner Salat.

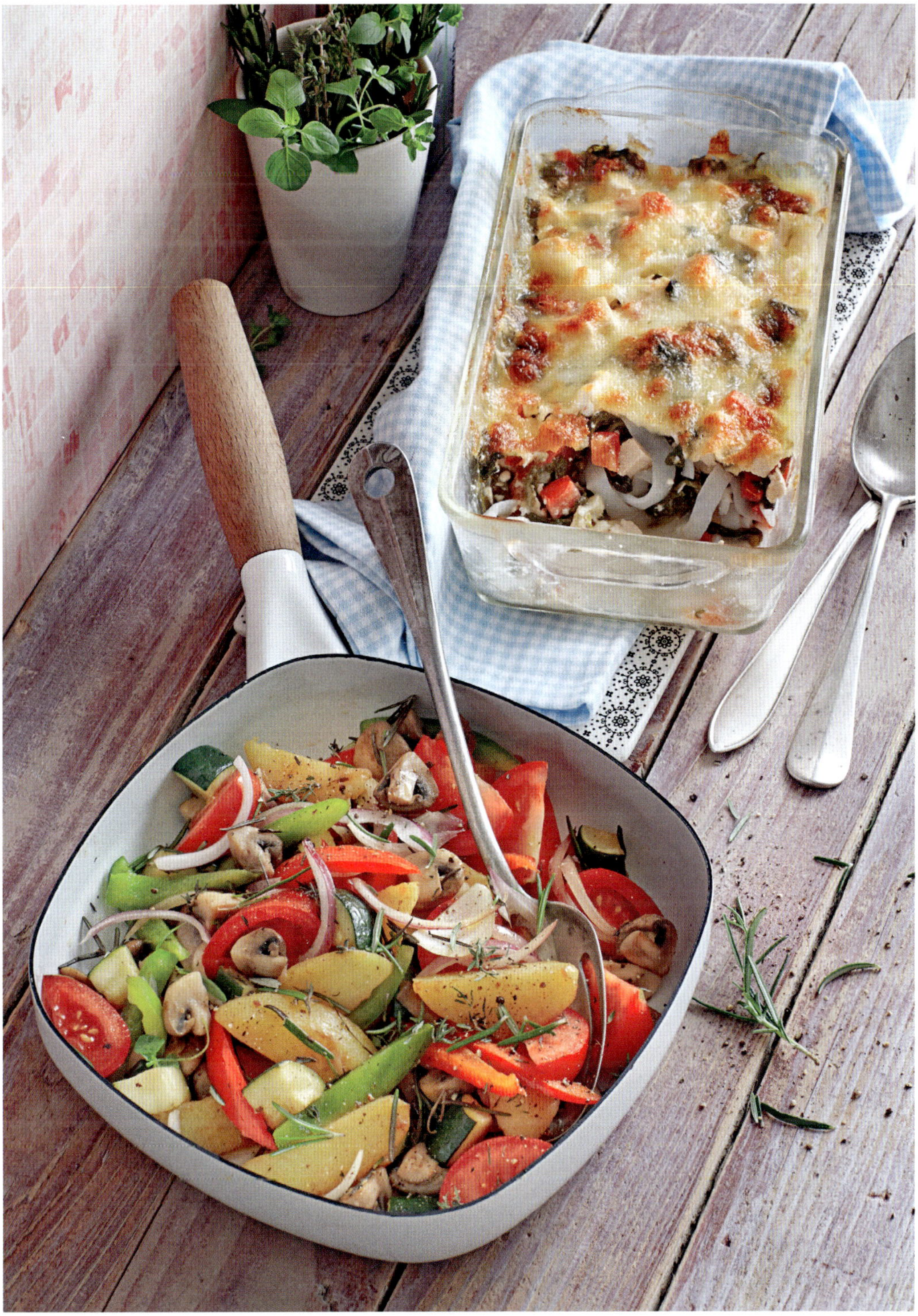

Hirseauflauf à la Mama

4 Portionen / 45 Minuten

200 g Möhren oder gelbe Rüben
150 g Lauch
1 Zwiebel
1 EL Olivenöl
200 g Hirse
400 ml Gemüsebrühe
1 Lorbeerblatt
250 g Bergkäse
1 Bund Petersilie
Meersalz, Pfeffer aus der Mühle
frisch geriebene Muskatnuss
4 EL Crème fraîche
250 g Erbsen (Tiefkühlware)

Geeignet mit laktosefreien Milchprodukten (L)
Geeignet mit gelben Rüben (F)
Geeignet (G)
Geeignet ohne Käse (H)

1 Möhren waschen, schälen und in kleine Würfel schneiden. Lauch putzen, waschen und klein schneiden. Zwiebel abziehen und ebenfalls klein würfeln.

2 Öl in einem Topf erhitzen und darin Möhren, Lauch und Zwiebel anbraten. Hirse in ein Sieb geben, kalt abbrausen, kurz abtropfen lassen und dazugeben.

3 Mit Gemüsebrühe auffüllen, Lorbeerblatt dazugeben, alles aufkochen lassen, die Hitzezufuhr reduzieren und 10 Minuten zugedeckt köcheln lassen. Die Hitzezufuhr ausschalten und die Hirse 15 Minuten zugedeckt ausquellen lassen, ohne dazwischen umzurühren.

4 In der Zwischenzeit den Käse grob reiben. Die Petersilie waschen, trockenschwenken und schneiden.

5 Die ausgequollene Hirse mit einer Gabel auflockern. Mit Salz, Pfeffer und Muskatnuss würzen. Crème fraîche, Erbsen, Petersilie und zwei Drittel des Käses untermischen.

6 Den Backofen auf 190 °C (Umluft 170 °C, Gas Stufe 3) vorheizen. Die Hirsemasse in eine Aufflaufform füllen und mit dem restlichen Käse bestreuen.

7 Die Form in den heißen Backofen stellen und den Auflauf in etwa 15 Minuten knusprig überbacken.

TIPP **Kann auch mit Amaranth oder Quinoa gemacht werden. Wenn Sie möchten, können Sie die Hirse schon nach Punkt 5 essen und lassen dann die Erbsen weg.**

PSYCHOTIPP

Mehr Bewegung – mehr auf den Teller

Wollen Sie abnehmen, dann müssen Sie mehr Kalorien verbrauchen als Sie zu sich nehmen. Entweder durch mehr Bewegung oder durch weniger Essen, im Idealfall verbinden Sie beides miteinander.

Tomaten-Fenchel-Gemüse

4 Portionen / 15 Minuten

500 g Fenchel
500 g Freilandtomaten
2 Zwiebeln
1 TL frischer Ingwer
1 Chilischote
250 g Champignons
1 Bund Basilikum
1 EL Olivenöl
Meersalz
2 TL Honig

1 Fenchel putzen, vierteln, Strunk entfernen und in Scheiben schneiden. Fenchelgrün hacken.

2 Tomaten waschen, putzen und das Fruchtfleisch würfeln. Zwiebeln abziehen und in Ringe schneiden. Ingwer schälen und fein schneiden. Chili hacken. Champignons putzen und vierteln. Basilikumblätter grob schneiden.

3 Öl in einer großen Wokpfanne erhitzen und darin Zwiebeln, Chili und Ingwer gemeinsam anbraten. Fenchel dazugeben und ca. 5 Minuten goldbraun braten. Champignons, Fenchelgrün, Basilikum und Tomatenwürfel dazugeben. Mit Salz und Honig abschmecken.

TIPP **Dazu passen gedämpfte Kartoffeln, Hirse, Reis oder Couscous.**

(L) Geeignet
(F) Geeignet ohne Tomaten, Honig
(G) Geeignet
(H) Geeignet ohne Tomaten

Mangoldgemüse mit Ricotta

4 Portionen / 15 Minuten

500 g roter oder grüner Mangold
200 g gelbe Zucchini
200 g gelbe Paprikaschoten
300 g Tomaten
1 Bund Basilikum
100 g Ricotta oder Hüttenkäse
1 TL Zitronensaft
Meersalz
Pfeffer aus der Mühle
2 EL Olivenöl

1 Mangold waschen, putzen und grob schneiden. Zucchini, Paprikaschoten und Tomaten waschen, putzen und würfeln. Basilikum waschen, trockenschwenken und die Blätter in Streifen schneiden.

2 Ricotta würfeln und in eine Schüssel geben. Mit Zitronensaft, Salz und Pfeffer würzen.

3 Olivenöl in einer großen Wokpfanne erhitzen und Mangold, Zucchini und Paprika darin 3 bis 5 Minuten unter Wenden braten. Zuletzt Tomaten, Ricotta und Basilikum untermischen.

TIPP **Dazu passen 1 bis 2 Dampfkartoffeln pro Portion.**

(L) Geeignet
(F) Geeignet ohne Paprikaschoten, Tomaten
(G) Geeignet
(H) Nicht geeignet

Seelachsfilet auf provenzalische Art

4 Portionen / 30 Minuten

400 g Paprikaschoten
300 g schlanke Zucchini
4 Schalotten
2 Knoblauchzehen
2 EL Olivenöl
Meersalz
Pfeffer aus der Mühle
400 g Seelachsfilet oder Rotbarsch
1 Bio-Zitrone
2 Zweige Rosmarin

Geeignet (L)
Geeignet ohne Paprikaschoten (F)
Geeignet (G)
Geeignet ohne Zitrone (H)

1 Paprikaschoten waschen, vierteln, putzen und achteln. Zucchini waschen, putzen und in dicke Scheiben schneiden. Schalotten und Knoblauch abziehen und in Scheiben schneiden.

2 Olivenöl in einer Pfanne erhitzen und Gemüse, Schalotten und Knoblauch darin ca. 4 Minuten braten. Salzen, pfeffern und in eine Auflaufform geben.

3 Den Backofen auf 200 °C (Umluft 180 °C, Gas Stufe 3–4) vorheizen.

4 Fischfilets unter fließendem kaltem Wasser waschen und trockentupfen. Salzen und pfeffern und auf das Gemüse legen. Zitrone heiß abwaschen, abtrocknen und in Scheiben schneiden. Zitronenscheiben und Rosmarin auf den Fisch legen.

5 Die Form in den heißen Backofen geben und den Fisch in ca. 15 Minuten garen.

TIPP **Dazu passen Dampfkartoffeln.**

Gefüllte Avocado mit Tomaten

4 Portionen / 5 Minuten

4 gut gereifte Avocados
1 Bund Basilikum
400 g Freilandtomaten
1 Frühlingszwiebel
1 EL Olivenöl
Meersalz, Pfeffer aus der Mühle
2 EL Aceto balsamico

Geeignet (L)
Geeignet ohne Aceto balsamico, Tomaten (F)
Geeignet (G)
Geeignet ohne Tomaten (H)

1 Jede Avocado der Länge nach halbieren, die zwei Hälften in sich verdrehen und damit den Kern auslösen. Basilikum waschen, trockenschwenken und die Blätter grob schneiden.

2 Tomaten waschen, putzen und das Fruchtfleisch würfeln. Frühlingszwiebel in Ringe schneiden.

3 Olivenöl in einer Pfanne erhitzen und Zwiebel darin anbraten. Tomaten untermischen. Salzen, pfeffern, Aceto balsamico und Basilikum untermischen und in die Avocadohälften füllen.

INFO **Frühlingszwiebeln sind auch unter ihrem anderen Namen Jungzwiebeln bekannt.**

Pilz-Hirsch-Ragout

4 Portionen / 50 Minuten

2 Zwiebeln
4 Knoblauchzehen
3 EL Olivenöl
400 Hirsch-Gulaschfleisch
Meersalz
1 EL Paprikapulver edelsüß
2 Lorbeerblätter
8 Wacholderbeeren
10 Pfefferkörner
2 EL Tomatenmark
¼ l Rotwein
500 g Tomatenbasis (Seite 79)
½ l Gemüsebrühe
Pfeffer aus der Mühle
1 TL Maisstärke
125 g Sahne oder Schmand
250 g Champignons
1 Bund Petersilie

1 Zwiebeln und Knoblauch abziehen und klein schneiden. 2 Esslöffel Öl in einem Topf erhitzen und Zwiebeln und Knoblauch darin kurz anbraten.

2 Hirschfleisch dazugeben. Mit Salz und Paprikapulver würzen. Lorbeerblätter, Wacholderbeeren, Pfefferkörner und Tomatenmark dazugeben. Mit Rotwein, Tomatenbasis und Gemüsebrühe auffüllen, salzen, pfeffern und zugedeckt etwa 40 Minuten weich köcheln. Maisstärke in etwas kalter Flüssigkeit anrühren und Sahne oder Schmand dazugeben.

3 In der Zwischenzeit die Champignons putzen und vierteln. In einer Pfanne 1 Esslöffel Olivenöl erhitzen und die Champignons darin kurz anbraten. Die Petersilie waschen, trockenschwenken und grob schneiden. Champignons und Petersilie unter das Gulasch heben.

TIPP Das Gulasch kann auch mit anderem Wildfleisch oder Rindfleisch zubereitet werden. Dazu Kartoffeln oder Gemüsepüree reichen.

(L) Geeignet
(F) Geeignet ohne Tomaten und Tomatenmark
(G) Geeignet
(H) Geeignet ohne Wein, Tomaten und Tomatenmark

PSYCHOTIPP

Kochangst

Kochsendungen sind derzeit äußerst beliebt. Kochprofis und Laien stellen sich einem kulinarischen Duell: Consommé vom Hochlandrind mit zweierlei Eierstich, pochierter Saibling auf Sellerie-Espuma und Gemüsejulienne, Sorbet von Orange und Zimt mit knusprigen Mandelchips. Hilfe! Da kann man als junger Mensch oder Laie ja Angst vorm Kochen bekommen. In psychologischen Fachkreisen wird das als »Mageirocophobie« bezeichnet. Die Konsequenz daraus: der Griff zu Fertiggerichten. Aber stopp! Fernseher aus, allen Mut zusammennehmen und einfach etwas ganz Simples kochen! Wir helfen Ihnen dabei!

Chili-Bohnen-Pfanne

4 Portionen / 20 Minuten

4 Schalotten
3 Knoblauchzehen
300 g Paprikaschoten
250 g Champignons
2 Chilischoten
250 g Maiskörner (Dose)
250 g Kidneybohnen (Dose)
1 Bund Petersilie
1 EL Olivenöl
500 g Tomatenbasis (Seite 79)
1 Zweig Rosmarin
Meersalz, Pfeffer aus der Mühle
1 EL Maisstärke

Geeignet (L)
Geeignet ohne Tomaten und Paprikaschoten (F)
Geeignet (G)
Geeignet ohne Tomaten (H)

1 Schalotten und Knoblauch abziehen und fein schneiden. Paprikaschoten waschen, putzen und würfeln. Champignons putzen und vierteln. Chilischoten ohne Stielansatz fein hacken. Mais und Bohnen abtropfen lassen. Petersilie waschen, trockenschwenken und grob schneiden.

2 Olivenöl in einem Topf erhitzen und darin Schalotten und Knoblauch anschwitzen. Tomatenbasis, Champignons, Paprika, Maiskörner, Bohnen und Rosmarin dazugeben und kurz mitbraten. Mit Salz, Chili und Pfeffer würzen.

3 Maisstärke mit kaltem Wasser anrühren und das Gericht damit abbinden. Zum Schluss die Petersilie unterheben.

TIPP **Dazu passen Dampfkartoffeln. Kann auch mit 300 Gramm Rinderhackfleisch zubereitet werden.**

Gelbes Thai-Gemüse-Curry

4 Portionen / 20 Minuten

1 Zwiebel, 2 Knoblauchzehen
200 g Lauch
300 g Paprikaschoten
400 g Tomaten
200 g Zucchini
200 g Möhren
2 EL Olivenöl
1 TL Currypulver
½ TL Kurkuma
⅛ l Kokosmilch
⅛ l Basensauce (Seite 80)
Meersalz, Pfeffer aus der Mühle
100 g Mungobohnenkeimlinge

Geeignet (L)
Geeignet ohne Tomaten und Paprikaschoten (F)
Geeignet (G)
Geeignet ohne Tomaten (H)

1 Zwiebel und Knoblauch abziehen und klein schneiden. Lauch waschen, putzen und in Ringe schneiden. Paprikaschoten waschen, entkernen und würfeln.

2 Tomaten und Zucchini waschen, putzen und würfeln. Möhren putzen, schälen und in dünne Scheiben schneiden.

3 Öl in einem Wok erhitzen und Zwiebel, Knoblauch, Lauch und Möhren darin anbraten. Currypulver, Kurkuma, Tomaten, Paprika, Kokosmilch und Basensauce dazugeben. Salzen und pfeffern. Das Ganze 5 Minuten köcheln lassen, bis die Möhren gar sind.

4 Die Keimlinge kalt abspülen und abtropfen lassen. Das Currygericht anrichten und mit den Keimlingen garnieren.

TIPP **Dazu passen Basmati-Reis, Hirse, Amaranth, Quinoa.**

Gefüllte Aprikosen mit Limettencreme

4 Portionen / 30 Minuten

4 gut reife Aprikosen oder 1 Dose Aprikosen (400 g Abtropfgewicht)
250 g Magerquark
200 g Mascarpone oder Crème fraîche
abgeriebene Schale von 1 unbehandelten Limette
1 EL Limettensaft
2 EL Honig
1 Päckchen Vanillezucker
50 g Zartbitterschokolade
4 EL Himbeerkonfitüre

Zum Verzieren
Zitronenmelisse
Limettenscheiben

1 Frische Aprikosen waschen, halbieren und entsteinen. Oder Dosenware auf einem Sieb abtropfen lassen.

2 Quark, Mascarpone, Limettenschale und -saft, Honig und Vanillezucker zu einer cremigen Masse verrühren. Die Quarkmasse ca. 20 Minuten kühl stellen.

3 Schokolade im Wasserbad schmelzen und etwas abkühlen lassen.

4 Die Quarkcreme in einen Spritzbeutel mit Tülle geben, die Aprikosenhälften erst mit Himbeer-Konfitüre und dann mit Quarkcreme füllen.

5 Die flüssige Schokolade in Streifen über das Dessert gießen. Mit Zitronenmelisse und Limettenscheiben garnieren.

(L) Geeignet mit laktosefreien Milchprodukten
(F) Nicht geeignet
(G) Geeignet
(H) Geeignet ohne Limetten und Schokolade

Apfel-Milchreis

4 Portionen / 25 Minuten

¼ l Milch
250 g Milchreis
2 EL Honig oder Ahornsirup
20 g Butter
2 Päckchen Vanillezucker
2 säuerliche Äpfel
1 TL Zimtpulver

Zum Verzieren
100 g Mandeln

1 Milch in einem Topf ohne Deckel aufkochen, Milchreis einrühren und unter Rühren etwa 15 Minuten weich köcheln lassen. Honig, Butter und Vanillezucker hinzugeben.

2 Äpfel waschen, schälen, das Fruchtfleisch fein reiben und unter den Milchreis mischen.

3 Milchreis in eine Auflaufform oder Gläser schichten. Zimt darauf verteilen. Mandeln in einer beschichteten Pfanne bräunen und auf dem Milchreis verteilen.

TIPP **Der Milchreis schmeckt warm oder kalt gleichermaßen gut.**

(L) Geeignet mit laktosefreier Milch
(F) Geeignet ohne Apfel, Mandeln und Honig
(G) Geeignet
(H) Geeignet ohne Zimt und Mandeln

Apfel-Ananas-Creme mit Walnüssen

4 Portionen / 10 Minuten

2 säuerliche Äpfel
1 kleine Ananas
1 Orange
300 g Sahne oder Sojasahne
1½ TL Guarkernmehl
1 TL Zimtpulver
½ TL Koriander, gemahlen
150 g Walnüsse

Geeignet (L)
Nicht geeignet (F)
Geeignet (G)
Geeignet ohne Nüsse und Limettensaft (H)

1 Äpfel waschen, vierteln und das Kerngehäuse entfernen. Ananas putzen, schälen und den Strunk entfernen. Orange heiß waschen, schälen und das Fruchtfleisch aus den Trennhäuten lösen. Das Obst klein schneiden.

2 Das Obst mit allen anderen Zutaten in einem Mixer für mindestens 5 Minuten kräftig mixen, bis die Walnüsse fein zerkleinert sind. In Gläser anrichten und kühl stellen.

TIPP **Schmeckt gut gekühlt super und eignet sich auch zum Einfrieren als Eis.**

INFO **Guarkernmehl wird als Verdickungsmittel von der Guarpflanze gewonnen und ist glutenfrei.**

Mokkacreme

4 Portionen / 30 Minuten

65 ml Milch
1 EL Instantkaffeepulver
250 g Sahne (Sojasahne)
1 Päckchen Vanillezucker
250 g Magerquark oder Mascarpone
2 EL Crème fraîche
2 EL Honig oder Ahornsirup
1 EL Mokkabohnen

Geeignet mit laktosefreien Milchprodukten (L)
Geeignet ohne Honig und Vanillezucker (F)
Geeignet (G)
Geeignet (H)

1 Die Milch leicht erwärmen. Den Pulverkaffee darin auflösen und die Mokkamilch abkühlen lassen.

2 Die Sahne bzw. Sojasahne mit dem Vanillezucker steif schlagen. Bis zur Verwendung kühl stellen.

3 Quark oder Mascarpone mit Crème fraîche und Honig cremig rühren. Nach und nach die Mokkamilch unterrühren. Zuletzt zwei Drittel der geschlagenen Sahne unterheben.

4 Die Creme in 4 Glasschalen füllen und für 15 Minuten in den Kühlschrank geben.

5 Die restliche Sahne in einen Spritzbeutel mit Sterntülle füllen und auf die Mokkacreme spritzen.

6 Das Dessert mit Mokkabohnen garnieren.

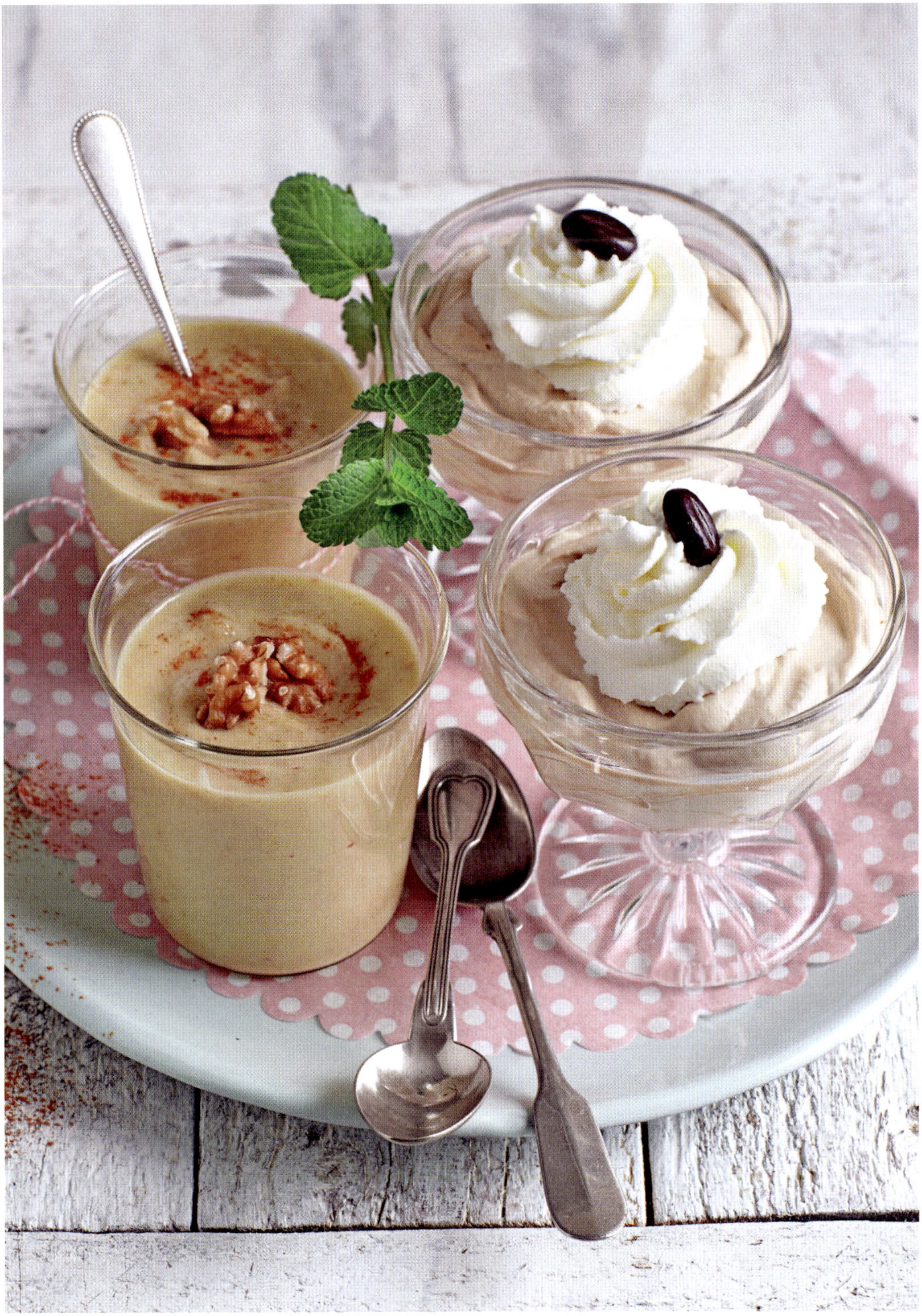

Himbeertraum

4 Portionen / 15 Minuten

300 g Himbeeren
2 EL brauner Zucker oder Ahornsirup
125 g Sahne (Sojasahne)
1 Päckchen Vanillezucker
500 g griechischer Joghurt

Geeignet mit laktosefreien Milchprodukten (L)
Nicht geeignet (F)
Geeignet (G)
Geeignet (H)

1 Himbeeren in eine Glasschüssel füllen und mit Zucker oder Ahornsirup vermischen.

2 Sahne steif schlagen. Mit dem Vanillezucker unter den Joghurt rühren.

3 Die Sahnemischung auf die Himbeeren geben und kurz kalt stellen.

TIPP **Außerhalb der Saison können Sie auch tiefgekühlte Himbeeren verwenden und diese vor der Zubereitung einfach bei Zimmertemperatur auftauen lassen.**

Erdbeer-Kardamom-Creme

4 Portionen / 10 Minuten

300 g Erdbeeren
1 Limette
2 EL Honig
2 TL Kardamom, gemahlen
150 g Sahne (Sojasahne)

Geeignet mit laktosefreier Sahne (L)
Geeignet ohne Honig und Erdbeeren (F)
Geeignet (G)
Geeignet ohne Limettensaft, Erdbeeren (H)

1 Erdbeeren waschen, putzen, etwas klein schneiden und in einen Mixbecher geben.

2 Den Limettensaft ausdrücken und zu den Erdbeeren geben. Alles gut pürieren. Das Erdbeerpüree mit Honig und Kardamom würzen.

3 Die flüssige Sahne unter das Erdbeerpüree rühren.

4 Die Creme durch ein feines Haarsieb streichen und in einen Sahnespender füllen. Nacheinander 2 Kapseln eindrehen. Es empfiehlt sich, den Sahnespender dabei kopfüber zu halten. Kräftig schütteln, die Creme in Dessertgläser schäumen und servieren.

TIPP **Die flüssige Sahne oder die Fruchtcreme wird im Sahnespender (z. B. der Firma »Isi«) durch das Gas der eingedrehten Patrone steif geschlagen. Im Kühlschrank hält sie 2 bis 3 Tage. Vor Gebrauch kräftig aufschütteln.**

Frischkäse-Tiramisu

1 Starken Espresso zubereiten. Amaretto dazugeben und abkühlen lassen. Eine eckige Form bereitstellen.

2 Gelatine in wenig kaltem Wasser 5 Minuten einweichen. Ausdrücken und in einem Topf bei schwacher Hitze auflösen.

3 Sahne steif schlagen. Schmand, Honig, Zitronenschale, Mascarpone und Vanillezucker dazugeben und vermischen. Die Gelatine tropfweise unter die Creme schlagen.

4 Biskuits in die Amaretto-Kaffee-Mischung tunken und den Boden der Form damit belegen. Darauf zwei Drittel der Crememasse verstreichen. Noch eine Schicht mit getränkten Biskuits darauflegen. Den Rest der Creme darauf glatt streichen.

5 Tiramisu für einige Stunden in den Kühlschrank stellen. Vor dem Verzehr großzügig mit Kakaopulver bestäuben.

TIPP Über Nacht durchziehen lassen. Kann auch mit Schafs-Frischkäse oder Quark gemacht werden. Sämtliche Beeren und Zitronenmelisse passen hier gut dazu.

4 Portionen / 15 Minuten ohne Kühlen

2 kleine Tassen Espresso
4 EL Amaretto
2 Blatt Gelatine
125 g Sahne (Sojasahne)
125 g Schmand
2 EL Honig oder Ahornsirup
abgeriebene Schale von 1 Bio-Zitrone
250 g Mascarpone
1 Päckchen Vanillezucker
400 g Löffelbiskuits (Hirse)

Zum Verzieren
2 EL Kakaopulver

(L) Geeignet mit laktosefreien Milchprodukten
(F) Geeignet ohne Honig, Vanillezucker, Amaretto
(G) Geeignet mit Hirsebiskuits
(H) Geeignet ohne Kakao, Amaretto

ERNÄHRUNGSCOACH

Ende der vierten Etappe

Sie sind am Ziel Ihrer Ernährungsreise! »Das habe ich sehr gut geschafft!« – hoffentlich haben Sie dies schon selbst zu sich gesagt? Bedenken Sie dabei: Neben allem Positiven, das eine Veränderung Ihres Ernährungsverhaltens mit sich bringt, ist auch Vorsicht geboten, denn wenn Sie Ihr Verhalten ändern, verändern Sie automatisch auch Ihr Umfeld! Wir Menschen sind Rudelwesen und eingebunden in das soziale Gefüge. Verändert einer etwas, so kann die soziale Umgebung schnell verunsichert werden. Bei geplanten Veränderungen sollte daher behutsam vorgegangen werden, um statt Widerstand zu erzeugen, Neugierde zu wecken. Zuallererst sollten Sie gut für sich selbst sorgen. Nur dann haben Sie Energie genug, sich auch um Ihr Umfeld zu kümmern. Das heißt, dass von diesem gelebten Egoismus in weiterer Folge die gesamte Familie profitiert. Also dranbleiben!

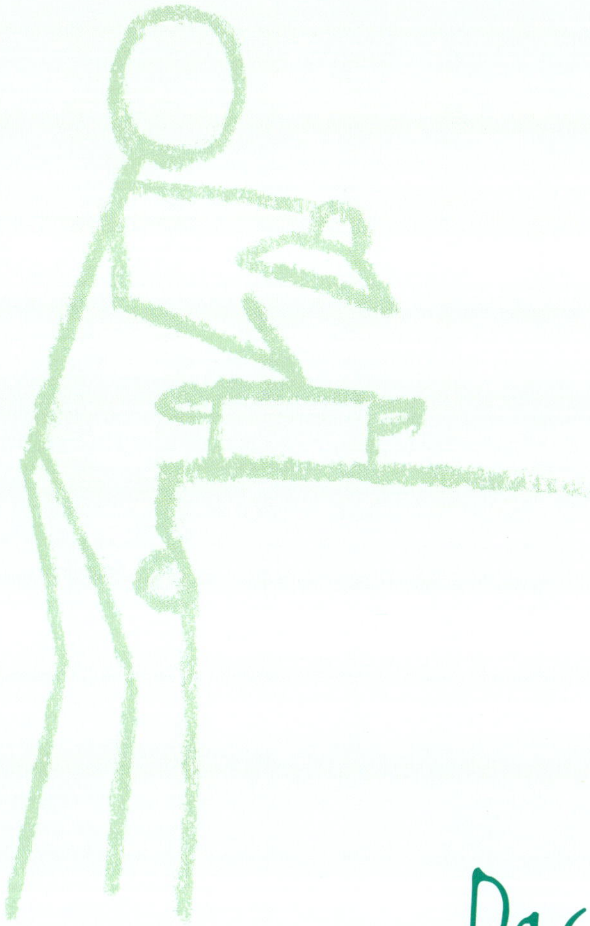

Das Ziel = Ernährung, die Spaß macht

Wird gesunde Ernährung auf Dauer in den Alltag integriert, gesellen sich Wohlbefinden, Selbstvertrauen und gutes Aussehen dazu – solange man nicht raucht und nur wenig Alkohol trinkt.

Achten Sie bei der Dauerernährung zumindest zwischendurch auch auf unerhitzte milchsauer vergorene Lebensmittel in kleiner verträglicher Menge. Durch das Fermentieren werden Nährstoffe bereits vorverdaut und viele zusätzliche Vitamine gebildet, das tut der Darmflora gut.

Selber kochen heißt experimentieren

» Ab jetzt können Sie Ihre Kreativität in der Küche ausleben. Suchen Sie sich passende Gerichte für Ihre Alltagskost aus – womöglich Gerichte zum Mitnehmen in die Arbeit oder raffiniert zusammengestellt für Wochenendmenüs mit Ihrer Familie oder Ihrem Partner. Probieren und experimentieren Sie freudvoll mit den neu erlernten Grundlagenrezepten. Trauen Sie sich einfach! Vielleicht entsteht dadurch Ihr ganz persönliches Lieblingsrezept.
Das Ziel ist, Ihr erreichtes Wohlbefinden, Ihre Fitness und auch Ihr Gewicht zu halten. Erst wenn Sie sich einige Zeit intensiv mit unserem Konzept auseinandersetzen, merken Sie die Ernährungsumstellung: durch Darmsanierung neu gewonnene Leichtigkeit mit spürbar besserem Lebensgefühl. Bleiben Sie dran!

Mehr machen aus den Grundrezepten

Sie haben bereits Kenntnisse von einfachen und schnellen Gerichten, deren Zubereitungsform und Variationsmöglichkeiten erworben. Jetzt wollen wir Ihnen darauf aufbauend zeigen, was Sie daraus noch alles machen können. Ihre Kreativität beginnt mit dem Austauschen von Zutaten. Beachten Sie dabei auch weiterhin, dass Sie »gärungsfreudige« Smoothies, Salate, Nachtische und Obst nicht am Abend essen.

VOLLKORNMEHL STATT WEISSMEHL Sie können ab jetzt Bio-Vollkornmehle kaufen. Das Optimum ist aber eine kleine Getreidemühle, in der Sie alle unbehandelten Vollkorngetreide kurz vor Gebrauch zu feinem Mehl mahlen und dieses statt dem gewohnten Weißmehl verwenden – für Getreidebreie, Teige, Massen und Nachtische. Vollkornmehl enthält mehr Nährstoffe, schmeckt kräftiger und fördert die Verdauung durch die mitgemahlenen Ballaststoffe, die ansonsten entfernt werden. Zudem hält die Sättigung länger an, der Blutzuckerspiegel steigt – im Gegensatz zu Weißmehl – nur sehr langsam und fällt auch nur langsam wieder ab, wodurch der Kreislauf entlastet wird. Zudem werden das Cholesterin und krebserregende Stoffe durch die Ballaststoffe abgebunden und ausgeschieden. Vollkornprodukte helfen beim Abnehmen, weil sie länger gekaut werden müssen. Es muss aber auch mehr getrunken werden, weil die Ballaststoffe viel Flüssigkeit aufnehmen. Bei spürbaren Blähungen können Sie Vollkornmehle vorerst je zur Hälfte mit Weißmehl mischen. Dinkel ist zumeist verträglicher als Weizen. Probieren Sie es auch mit Buchweizen.

- Achtung: Ballaststoffe, Bewegung und ausreichend Trinken gehören zusammen, um »Ballast« zu vermeiden.

VOLLKORNBROT STATT WEISSBROT Backen Sie selbst und frieren Sie die Brote auf Vorrat ein. Die Rezepte in diesem Buch bieten Ihnen dazu viele Ideen. Experimentieren Sie mit frisch gemahlenen Getreidemehlen und geben Sie Samen und Nüsse unter den Teig. Oder kaufen Sie Roggen-Sauerteig-Brot, Vollkornbrot oder Knäckebrot im Bioladen, beim Bio-Bäcker oder bei Bauern.

GETREIDEBREI ZUM ERWÄRMEN Speziell wer kälteempfindlich ist, sollte seinen Magen am Morgen – statt Müsli – mit einem wärmenden, vollwertigen Getreidebrei verwöhnen. Die glutenfreien Breie der Aufbauwoche können Sie auch beibe-

INFO

Vollkornbrot – zum Experimentieren

Für 1 Kilogramm Brot 600 Gramm frisch gemahlenes Vollkornmehl, 400 Milliliter Flüssigkeit (Wasser und Buttermilch), Hefe (42 Gramm frische Hefe/1 Päckchen Trockenhefe), etwas Meersalz, Gewürze (z. B. Kümmel), Kräuter, Nüsse, Samen und Kerne nach Wahl.

Zubereitung Alle Zutaten mit einer Küchenmaschine gut verkneten. In ein ausgemehltes Brotkörbchen geben oder einen Brotstrutz formen. ½ Stunde warm gehen lassen. Auf ein bemehltes Backblech stürzen. Das Brot im vorgeheizten Backofen bei 200 °C (Umluft 180 °C, Gas Stufe 3–4) etwa 45 Minuten backen.

Brötchen Brotteig zu Brötchen à 50 Gramm formen. 10 Minuten gehen lassen. Oben einschneiden, mit Nüssen, Samen oder Kernen bestreuen. 15 Minuten bei 220 °C (Umluft 200 °C, Gas Stufe 4–5) backen. Sie können statt Hefe auch Sauerteig vom Bioladen nehmen oder selber ansetzen und führen. Bei der Menge reichen ca. 200g.

halten. Es gibt aber zusätzliche Möglichkeiten mit Dinkel, Hafer, Kamut, Roggen oder Waldstaude, sofern keine Glutenunverträglichkeit oder Zöliakie besteht. Die Getreidekörner am besten frisch zu Mehl mahlen oder in Form von Grieß oder Flocken im Naturkostladen besorgen. Kalt gepresste Pflanzenöle, Nüsse, Obst oder frisch gepresste Säfte bringen Power in Ihren Getreidebrei. Experimentieren Sie damit – auch als schnelle Hauptmahlzeit für Berufstätige zu Mittag oder abends (ohne Obst und Saft) gut geeignet, sehr sättigend und ruckzuck fertig.

MÜSLI MIT JOGHURT ZUM ABKÜHLEN Im Rezeptteil haben Sie neben dem warmen Getreidebrei auch das Müsli mit Obst kennengelernt, welches eher kühlend wirkt. Sie können weiterhin Ziegen- bzw. Schafsjoghurt oder Quark-Frischkäse wählen und mit Beeren, Honig, Ahornsirup oder hausgemachter Konfitüre bereichern – eine gesunde Köstlichkeit, auch zum Mitnehmen für unterwegs. Kaufen Sie keine gesüßten Müsli und Joghurts mit künstlichen Früchten.

AUFSTRICHE BLITZSCHNELL SELBST GEMACHT Im Handel gibt es viele Brotaufstriche, die gut schmecken. Sie enthalten jedoch häufig Zusatzstoffe, auf die man verzichten kann. Deshalb lohnt es sich, Aufstriche selbst zu machen. Verwenden Sie wie im Rezeptteil kennengelernt Tofu, Quark oder Schafs- oder Ziegenquark als Basis und erfinden Sie cremige Aufstriche mit Frischkäse, gedämpftem, püriertem Gemüse, Oliven, Mango, Papaya. Durch Zugabe von etwas Sojasahne, Kokosmilch, Sauerrahm, Schmand, frischen Kräutern, Gewürzen, Meersalz und kalt gepressten Pflanzenölen entsteht so Ihr Lieblingsaufstrich. Für Flexitarier kann die Aufstrichgrundlage aus Wildlachs, Thunfisch, geräuchertem Forellenfilet, gekochtem Huhn oder mild gepökeltem Rinderschinken bestehen. Auf je 100 Gramm Fisch oder Fleisch reichen 2 Esslöffel Sahne, um eine gute Konsistenz zu haben. So ein Aufstrich ist in ein paar Minuten fertig, hält sich einige Tage im Kühlschrank und kann gut mitgenommen werden.

VON DER GEMÜSEBRÜHE ZU MINESTRONE & CO Die Gemüsebrühe als Getränk und Alternative zum Kräutertee kennen Sie bereits von den Entlastungstagen. Nun können Sie daraus – durch Würzen mit Meersalz, etwas Sojasauce und kalt gepresstem Pflanzenöl – eine klare Gemüsesuppe (Bouillon) machen. Falls gewünscht, kann mit etwas vegetarischer Streuwürze ohne Geschmacksverstärker leicht nachgeholfen werden. Somit haben Sie eine gut schmeckende Alternative zur »säureüberschüssigen« Fleischsuppe und können alle Ihre beliebten Suppeneinlagen – von Gemüse bis Vollkornflädle – verwenden. Diese Suppen halten sich 1 bis 2 Tage im Kühlschrank und können speziell für Berufstätige als magenwärmende, einfache Gerichte mitgenommen werden– beispielsweise in einer Thermoskanne.

INFO

Klare Gemüsesuppen, Basensuppen & Co.

Gemüsesuppe mit Gemüseeinlage 300 Gramm geputztes, geschnittenes Gemüse (Zwiebel, Lauch, Möhren, gelbe Rüben, Sellerie) in 2 Esslöffel Olivenöl anbraten, mit 1 Liter Gemüsebrühe und 1 Bund Liebstöckel weich kochen und würzen. Fertig ist die klare Suppe!
Suppentopf (Minestrone) Beim Anrichten 2 Esslöffel vorgekochte Vollkornnudeln oder Reis dazugeben, zusätzlich 4 Esslöffel geschälte Tomatenwürfel und Petersilie.
Fischsuppe (Bouillabaisse) Keine Teigwaren, sondern ein paar Safranfäden, ⅛ Liter Weißwein und 200 Gramm mundgerecht geschnittene Fischstücke und Meeresfrüchte dazugeben und diese in der fertigen Suppe 3 bis 5 Minuten ziehen lassen.
Kartoffel-Gemüseeintopf Gemüse und Kartoffeln gleichmäßig groß schneiden. Ein paar vorgekochte Vollkornnudeln, etwas Reis, Hirse oder Couscous einlegen.
Pürierte Basensuppen Das Verhältnis 250–300 Gramm geputztes Gemüse (mit Zwiebel und Lauch) auf 1 Liter Gemüsebrühe ergibt eine gute Konsistenz beim Mixen, wobei Gemüse und Kartoffeln allein oder gemischt verwendet werden können.
Kräuter- oder Knoblauchsuppe Hier eignen sich Kartoffeln als neutrale Basis und Bindung beim Mixen – ohne »belastende« Fett-Mehl-Bindung.
Fettarme Gemüse-Basensaucen Gleiche Basis wie bei den pürierten Basensuppen. Diese Saucen etwas dicker halten, damit sie durch Zugabe von Saft, Wein oder durch Milchprodukte immer noch sämig bleiben.
Zur Abrundung Milchprodukte (Butter, Joghurt, Sahne, Schmand, Sauerrahm) oder pflanzliche Alternativen (Mandel-, Kokos-, Reis-, Hafer- oder Sojamilch, Sojasahne, Sojadrink sowie Joghurts davon) zufügen.

Vegan und vegetarisch im Trend

Wenn Sie auf Dauer völlig auf tierische Produkte verzichten, sich also nur vegan ernähren wollen, benötigen Sie gutes Wissen. Sie können mit grünem Gemüse, Hülsenfrüchten, Nüssen und Samen die Aminosäuren gut abdecken, B9- und B12-Vitamine (zur Bildung roter Blutkörperchen) mit Sojamilch, Tofu, Bierhefe und Vollkorngetreideprodukten. Für einige Wochen brauchen Sie sich keine Gedanken zu machen. Vegan zu leben, sei es auch nur für eine bestimmte Zeit, stellt jedenfalls eine Bereicherung dar. Es ist eine Erleichterung für jeden Organismus und eine Frage der Einstellung, weiterhin so zu leben oder sich auf die nächste Stufe einer vegetarischen Ernährungsform einzupendeln, die alles abdeckt.

Nährstoffzufuhr mit vegetarischer Ernährung

Eine Ernährung, die vor allem aus pflanzlichen Lebensmitteln besteht, kann vor Krebs schützen, sagen Wissenschaftler. Vor allem bunte Obst- und Gemüsearten wie Brokkoli, Kohlgemüse, Tomaten oder Beeren enthalten viele sekundäre Pflanzenstoffe und wirken so krebshemmend. Zudem schützt eine vegetarische Ernährung vor Herz-Kreislauf-Erkrankungen, und es ist leichter, damit im Säure-Basen-Gleichgewicht zu bleiben.

GETREIDE ALS BASIS In der vegetarischen Küche können Sie Gemüse mit nahrhaften Bio-Körnern zubereiten und dies als Basis für verschiedene Gerichte verwenden. Glutenfreie Hirse, Mais, Amaranth, Quinoa, Reis und Buchweizen werden im Verhältnis 1: 2 mit Gemüsebrühe oder Wasser zubereitet. Bei Couscous ist das Verhältnis 1:3. Jedes Getreide kann gedünstet oder gekocht (ohne Zugabe von Ei) verwendet werden. Die gekochten Getreide können – mit etwas Sauerrahm, Crème fraîche oder Quark geschmeidig gerührt – am nächsten Tag als Pizzateig dienen, indem man sie auf ein Backblech streicht und üppig belegt. Für in Salzwasser gekochte Nocken als Einlage in einen Gemüsesuppentopf: 1 Eigelb oder als Ersatz 1 Esslöffel Sojamehl zur Getreidemasse dazugeben und alles mit frisch geschnittenen Kräutern, Salz, Pfeffer, Muskatnuss, Chili, Ingwer und/oder Kardamom würzen. Die Masse kann mit zusätzlichem, weich gedämpftem Gemüse, angebratenen Pilzen, Quark oder Sauerrahm und geriebenem Käse gemischt und in einer Auflaufform im Backofen als Auflauf überbacken oder als Frikadelle gebraten werden.

Fisch – einfach, schnell, köstlich

Mehr Fisch und weniger Fleisch heißen die Empfehlungen der Deutschen Gesellschaft für Ernährung (DGE) und der Österreichischen Gesellschaft für Ernährung (ÖGE). Doch aufgrund der zunehmend fortschreitenden Verschmutzung der Gewässer und den zweifelhaften Fangmethoden enthalten Fische und Fischprodukte leider immer höhere Konzentrationen an Schadstoffen. Die am häufigsten nachweisbaren Gifte sind polychlorierte Biphenyle (PCB) und Quecksilber. Die Empfehlung, wegen der günstigen entzündungshemmenden Omega-3-Fettsäuren häufiger möglichst fetten Fisch zu essen, ist daher fragwürdig geworden: Gerade im Fischfett werden diese Giftstoffe nämlich gespeichert. Daher sollten Lachs, Dorsch und Thunfisch eher selten gegessen werden. Ob die Algen ebenso belastet sind, ist fraglich. Empfehlenswerter sind kontrolliert gezüchtete Süßwasserfische.

FISCHGERICHTE Wie im Rezeptteil empfohlen, können Sie auch in Zukunft jeden filetierten Fisch im Dämpfeinsatz (Dampfgerät) oder in einer beschichteten Pfanne zubereiten. Wurde der Fisch beidseitig (zuerst mit der Hautseite nach unten) angebraten, dann herausnehmen, im Backofen warm halten, etwas Basensauce (siehe Seite 80) in derselben Pfanne kurz erwärmen, Bratensatz lösen und diese Sauce zum Fisch geben. Wenn Sie möchten, verfeinern Sie die Sauce noch mit etwas Wein, Sahne und Kräutern. Kleinere Fische (Forelle, Saibling, Dorade) im Ganzen außen salzen und pfeffern und etwas Zitronenthymian oder Rosmarin in den Bauch des Fisches einlegen. Beidseitig anbraten (ohne Mehl) und im Backofen bei 200 °C (Umluft 180 °C, Gas Stufe 3–4) durchbraten. Bei mittlerer Größe dauert das 12 bis 15 Minuten.
Sie können beim Fisch zusätzlich zum Gemüse grob geschnittenen Knoblauch, Zwiebel oder Lauch mitbraten. Das sieht gut aus, schmeckt gut und Sie haben aus einem Gartopf auch gleich die Beilage. Auch ein paar Kartoffelwürfel können mitgegart werden. Sie können auch 2 bis 3 Esslöffel Basensauce über das Gemüse geben oder einen kleinen Teil vom Gemüse mit etwas Gemüsebrühe dicklich pürieren. Auch damit sparen Sie Fett, und es kann das Gemüse trotzdem cremig gemacht werden. Versuchen Sie es einfach.

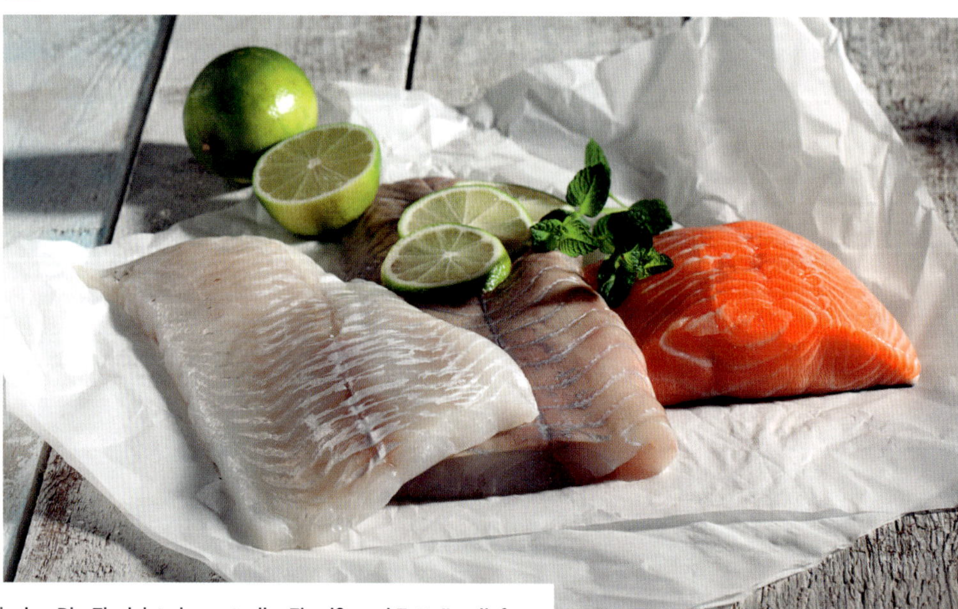

Frischer Bio-Fisch ist ein wertvoller Eiweiß- und Fettsäurelieferant. Im Dampf gegart kommt er ohne zusätzliches Fett aus.

Sparsam mit Fleischgerichten

Wenn überhaupt, dann sollten wir nicht öfter als zwei Portionen Fleisch pro Woche essen. Es enthält nämlich die schlechten gesättigten Fettsäuren. Diese führen zur gefürchteten Arterienverkalkung, die wiederum zu Herzinfarkt und Schlaganfall führen kann. Zudem enthält tierisches Fett mehr Arachidonsäure als pflanzliche Öle, aus der unser Körper schmerzfördernde Signalstoffe herstellt. Auch Krebs wird immer wieder mit dem Konsum von rotem Fleisch in Verbindung gebracht.

Am besten ist also, Fleisch in kleineren Portionen, weniger rotes und mehr weißes Fleisch, dafür von bester Bio-Qualität und nicht zu fett zu essen. Pflege, Haltung und Fütterung der Tiere sind entscheidend. Kaufen Sie Fleisch daher möglichst direkt vom Erzeuger oder dort wo der Produzent benannt wird.

Hin und wieder ein Dessert

Wie bereits erwähnt sollte es Nachtische eher selten geben. Etwa am Wochenende, wenn auch mehr Zeit vorhanden ist oder wenn Sie sich einmal belohnen wollen. Das sollte aber so gehandhabt werden, dass dafür etwas anderes im Menü eingespart wird. Sie haben bereits einige Varianten von Desserts im Rezeptteil kennengelernt, die Sie nun mit der geforderten Kreativität Ihrerseits vielfältig abwandeln können. Auch Gewohntes kann geändert werden.

SÜSSSPEISEN gelingen grundsätzlich mit der halben Zuckermenge. Statt Zucker kann man aber auch sparsam Honig, Ahornsirup oder Birnendicksaft verwenden. Und statt Sahne (32 Prozent Fett) können Sie Sojasahne (17 Prozent Fett) verwenden.

KUCHEN würden Sie jetzt nach Ihrem neuen Wissenstand so oder so nicht mehr aus Weizenmehl herstellen, sondern aus frisch gemahlener Hirse oder aus Vollkornmehl. Bei Biskuitrouladen oder Kuchenmassen können Veganer 1 Esslöffel Sojamehl als Eiersatz nehmen oder Sauerteig verwenden. Wo mehrere Eier im Kuchen vorkommen, können Vegetarier gut die Hälfte davon einsparen und stattdessen pro Ei 60 Milliliter Flüssigkeit mehr nehmen. Beispiel: Sie reduzieren die Angabe von 6 Eiern auf 3 Eier und nehmen dafür 180 Milliliter mehr Flüssigkeit. Sie können falls nötig (Gicht) auch mit dem Eiweiß allein einen Kuchen backen. Dann nehmen Sie pro eingespartem Ei 20 Milliliter mehr Flüssigkeit, denn 1 Eigelb – welches das Cholesterin beinhaltet – wiegt ca. 20 Gramm = 20 Milliliter, 40 Gramm entfallen auf das Eiweiß. Eiweiß ist sauer, Eigelb ist basisch. Bei größeren Bio-Eiern über 60 Gramm ändert sich das Verhältnis.

Köstliches zum Wochenende

Durch Abwandlungen aus den vorgestellten Gerichten können Sie abwechslungsreiche Menüs für das Wochenende zusammenstellen und sich dabei im Säure-Basen-Gleichgewicht befinden. Vegane Speisen, vegetarische Gerichte, Fisch- oder Fleischgerichte können Sie je nach Saison variieren. Bei einer kohlenhydratreduzierten Kost lassen Sie bei Fleisch- und Fischgerichten die Beilagen aus Getreide, Reis, Kartoffeln und Brot zugunsten von mehr Gemüse weg, bis Sie Ihr angestrebtes Gewicht erreicht haben. Auch zur Verdauungserleichterung und Entlastung nach »harten Tagen« ist diese Art der Trennkost empfehlenswert. Sie können mittags vorweg einen Salat oder eine Suppe einplanen.

ERNÄHRUNGSCOACH

Auf dem Weg zum optimalen Verhalten

Diese Zeit nach der Umstellung könnte für Sie etwas schwierig werden, weil es keine direkten Vorgaben mehr gibt und vieles im Alltag auch in Vergessenheit gerät. Nehmen Sie daher zwischendurch immer wieder das Buch zur Hand und reflektieren Sie Ihre Ernährungsreise, um über mögliche Hürden und Unsicherheiten hinwegzukommen.

- Sie sollten nun in der Lage sein, auch im Restaurant oder in der Kantine Ihr Essen so auszusuchen, dass Sie sich in einer ausgeglichenen Säure-Basen-Balance befinden.
- Sie wissen, wie Sie übliche Rezepte und Menüs zu Hause oder unterwegs so abwandeln können, dass diese einer gesunden Dauerernährung entsprechen.
- Sie wissen, was Sie anstatt Zucker, Hühnereiern, Kuhmilchprodukten, Weizen- und Weißmehlprodukten verwenden können, wenn Sie damit konfrontiert werden.
- Sie wissen, was zu tun ist, wenn Sie an einer Nahrungsmittelunverträglichkeit leiden.
- Sie wissen, wie Sie sich kulinarisch reduziert auch zwischendurch mit den Entlastungstagen helfen und schonen können, wenn es Ihnen einmal nicht so gut geht.
- Sie wissen nun vieles über Reinigung des Körpers, gesunde Ernährung und Bewegung.

Ihr Bewusstsein und Ihr ganz persönliches Wohlbefinden werden Ihnen die Motivation und Kraft geben, den Versuchungen weitgehend zu widerstehen. Zur Not können Sie »üppiges Essen« immer durch Fasten und Nahrungskarenz korrigieren.

Erfolgreich umgestellt haben Sie Ihre Ernährung aber erst, wenn Sie die nächsten sechs Monate dabei bleiben und durchhalten. Dann erst können Sie sagen: »Ich habe mein Ernährungsverhalten optimiert und vollständig in meinen Lebensalltag integriert.«

Probiotika sind natürliche Mikroorganismen die unser Mikrobiom braucht um die Vielfalt der Besiedelung von guten Darmbakterien in Symbiose zu halten Mit Präbiotika werden diese Bakterien gefüttert!

Wissenswertes zum Vertiefen

» Mit der Ernährung ist es wie mit einem großen Orchester: Ein großartiger Solist kann ein schlechtes Orchester nicht retten. So wird ein Lebensmittel allein als Wundermittel eine ansonsten schlechte Ernährung nicht ausgleichen können. Erst durch eine vernünftige Kombination aller Nährstoffe, Vitamine, Mineralstoffe und Spurenelemente in Verbindung mit Bewegung und moderater Aufnahme beliebter Genussmittel kann der Körper seine Gesundheit erhalten. Da auch Meersalz zunehmend mehr mit Mikroplastik belastet ist, empfiehlt sich die Urform davon, das Steinsalz.

Das Körpergewicht

Hände weg von kurzfristigen Diäten! Gewichtsreduktion ja, aber nicht mehr als ein halbes Kilo pro Woche, Steigerung der Bewegung, um den Leistungsumsatz zu erhöhen und mehr proteinreiche Kost bei verminderter Zufuhr von Kohlenhydraten und Zucker! Ein abwechslungsreicher Speiseplan mit viel Grünanteil garantiert eine optimale Versorgung mit allen Vitaminen und Mineralstoffen.
Vom Idealgewicht wird heutzutage nicht mehr gesprochen, vielmehr vom Normal- oder Wohlfühlgewicht. Viele Ärzte wenden den Body-Mass-Index (BMI) an, um gefährliche Fettleibigkeit festzustellen. Der BMI errechnet sich durch den Quotienten Körpergewicht in Kilogramm durch Größe in Meter zum Quadrat.
Ab einem BMI von über 25 spricht man von Übergewicht. Das Verhältnis von Muskeln zu Fett wird dabei aber nicht erfasst.
Bewegung gehört zum Leben dazu. Der Alltag bietet dazu viele Gelegenheiten: Treppensteigen, Fahrrad fahren, Schwimmen gehen.

INFO

Fette in der Küche möglichst Bio-Qualität

Am Anfang als Hilfsmittel 1 Esslöffel Öl, das sind ca. 5 Gramm Fett.

Die Butter (auch aus Schaf-oder Ziegenmilch) hat ihren Stellenwert als das edelste tierische Streichfett zum Glück wieder zurückerhalten.

Die pflanzliche Alternative dazu wäre eine vegane Bio-Margarine, die geschmacklich der Butter sehr nahe kommt. Die Butter enthält etwa 16 Prozent Wasser und sollte wegen ihres niedrigen Schmelzpunktes nicht zum Anbraten verwendet werden. Bio-Margarine eignet sich wie Butter als Brotaufstrich und für Kuchenmassen.

Butterschmalz enthält 2 Prozent Wasser, ist höher erhitzbar und gilt in der ayurvedischen Küche (Ghee) als Heilmittel, welches paradoxerweise auch Cholesterin senkt.

Warm oder heiß gepresste Pflanzenöle eignen sich sparsam zum Anbraten von Fleisch, Fisch und Gemüse. 20 bis 30 Gramm sichtbare Fette reichen pro Tag. Der Rest versteckt sich in Lebensmitteln, um auf ca. 70 Gramm zu kommen.

Kalt gepresste hochwertige Pflanzenöle sollten wirklich nur für kalte Zwecke verwendet werden – also für Salatdressings, kalte Vorspeisen oder in frisch gepressten Gemüse oder Obstsmoothies. Aber auch zum Aufwerten von fertig gekochten Gerichten, wie Antipasti-Gemüse, sowie bei allen Basensuppen und Suppentöpfen, oder wenn jemand mehr Kalorien braucht.

Welche Fette und Öle zum Kochen?

Es ist durchaus möglich, zwischendurch ohne Fett zu kochen – das machen auch wir bei den Entlastungstagen und in der Basenwoche – doch auf Dauer ist das nicht sinnvoll. In einem sind sich Experten einig: verwenden Sie so wenig Zusatzfett wie möglich beim Kochen, da ohnehin schon oft zu viel Fett in den Produkten steckt. Wir empfehlen daher auch, fettarme Lebensmittel zu kaufen. Empfohlen wird von der DGE 0,7–1 g/kg Körpergewicht insgesamt. Eiweiß 0,8 g und Kohlenhydrate 4 g.

Fette unterscheiden sich vor allem durch ihre Fettsäurezusammensetzung. Diese bestimmen die Eigenschaften der Fette. Generell kann gesagt werden, dass tierische und feste Fette einen hohen Anteil an gesättigten Fettsäuren haben, während pflanzliche Öle reich an ungesättigten Fettsäuren sind und dadurch eine gute Fließfähigkeit besitzen. Ein ausgewogenes Verhältnis von Omega 3-Fettsäuren gilt als Wunderwaffe gegen Herzinfarkt und Schlaganfall.

KALT GEPRESSTE ÖLE NICHT ERHITZEN An der Spitze steht das Leinöl. Diese edlen Pflanzenöle enthalten mehrfach ungesättigte Fettsäuren, die sehr hitzesensibel sind. Durch hohes Erhitzen kommt es zur Bildung von freien Radikalen, welche wiederum in unserem Körper viel Schaden anrichten können.

Kalt gepresstes edles Olivenöl enthält nicht nur beachtlich viele einfach ungesättigte Fettsäuren, sondern auch Vitamin E. Das hat einen großen Vorteil: Einerseits wird dadurch ein Enzym im Fettgewebe (Fettsäuresynthase) blockiert, welches gerne aus überflüssigen Kohlenhydraten (Weißmehl, Zucker, gesüßte Getränke und Alkohol) Fett herstellt. Andererseits kann das gegen Entzündungen wirksame Vitamin E die Bildung von freien Radikalen verhindern bzw. ihre schädliche Wirkung abfangen und damit das Immunsystem unterstützen.

GESÄTTIGTE TIERISCHE FETTE, leider aber auch handelsübliches pflanzliches Palmkern- oder Kokosfett, verdicken das Blut bzw. verkalken die Arterien und erhöhen den Cholesterinspiegel im Körper. Viele gehärtete Fette und somit entartete schlechte Transfette stecken in Snacks, Fertigprodukten, Backwaren und Fast Food. Die Butter bildet hier eine Ausnahme, weil sie vom lebenden Tier stammt, im Gegensatz zu allen anderen tierischen Schlachtfetten.

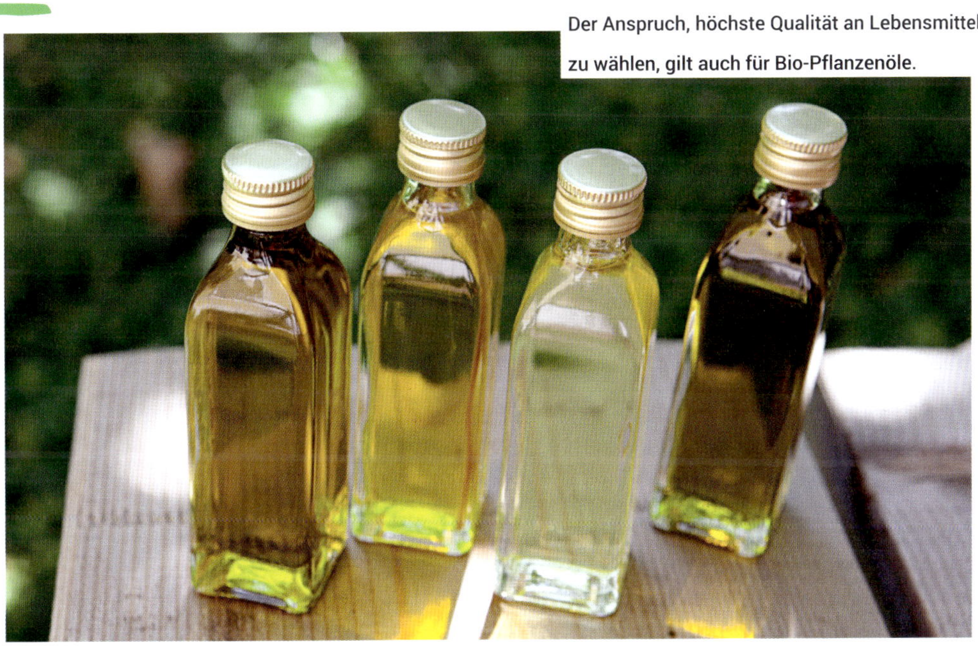

Der Anspruch, höchste Qualität an Lebensmitteln zu wählen, gilt auch für Bio-Pflanzenöle.

Bewegung und Sport

Tägliche Bewegung gehört zum Leben dazu, damit der Körper gesund und leistungsstark bleibt, ohne Bewegung geht gar nichts. Ein Spaziergang in frischer Luft fördert bereits die Umsetzung der Verdauung. Studien haben ergeben, dass Medikamente nur halb so gut wirken, wenn nicht gleichzeitig Bewegung stattfindet. Junge Menschen finden den Ausgleich im Sport, ältere Menschen sollten dabei allerdings etwas leiser treten. Das Wohlbefinden steigt und die gute Laune auch. Der Knochen lebt von Bewegung.

Weniger Kohlenhydrate

Kohlenhydrate liefern schneller Energie als Fette. Günstige Kohlenhydratlieferanten sind z. B. Obst, Gemüse, Grünzeug, Salate, Smoothies, Nüsse und Vollkorn-Getreideprodukte. Der Kohlenhydrate-Bedarf sollte reduziert werden und vollwertig sein. Sonst steigt der Insulinspiegel zu schnell an und belastet den Kreislauf. Darmbakterien brauchen Ballaststoffe als Futter. Ein Zuviel an KH wird aber in Fett umgebaut. Vorsicht bei Weizen und Gluten.
Der glykämische Index (GI) ist eine Maßzahl, die den generellen Anstieg des Blutzuckers nach der Aufnahme kohlenhydrathaltiger Lebensmittel beschreibt. Die glykämische Last (GL) berücksichtigt auch die praktische Menge an Kohlenhydraten pro Portion eines Lebensmittels. Einen niedrigen glykämischen

INFO

Essen ohne Geschmacksverstärker

Glutamat, das Salz der Glutaminsäure, ist ein Geschmacksverstärker, der weltweit sehr beliebt ist, besonders in der asiatischen Küche. Es kommt mit dem Kürzel E621 in der industriellen Lebensmittelproduktion zum Einsatz. Glutamat wird aber auch von unseren Nerven freigesetzt. Bei den Nerven der Zunge bewirkt es eine Intensivierung von Geschmackssignalen. Glutamat-Unverträglichkeiten sind bekannt. Im Magen kann das Glutamat große Verwirrung stiften, denn unsere Nerven im Magen wissen nicht auf Anhieb, ob das ankommende Glutamat nun vom Nervenkollegen nebenan kommt oder vom Essen im China-Restaurant, von dem sich der Begriff »China-Restaurant-Syndrom« ableitet. Abhilfe: Ohne Glutamat, dafür aber mit vielen frischen Kräutern würzen!

Index haben beispielsweise Salate, Hülsenfrüchte, Vollkornprodukte (langsame Aufnahme der langkettigen Kohlenhydrate) und Gemüse. Der größte Teil kommt aus Brot, Kartoffeln, Reis, Nudeln und gesüßten Getränken. Hier stellt sich die Frage, warum die DGE und ÖGE daran so festhalten, die Gesamtenergiemenge des Tages neben 10 bis15 Prozent Eiweiß und 30 Prozent Fett mit 55 bis 60 Prozent Kohlenhydraten plus 30 g Ballaststoffen abzudecken. Man könnte meinen: »Tiere werden mit Getreide gemästet und Menschen mit Brot.« Um dem entgegenzuwirken, sind im Rezeptteil der Aufbauwoche und in der Erweiterungswoche daher bei Fleisch und Fischgerichten die Beilagen immer extra angeführt. Somit haben Sie selbst die Möglichkeit, Kohlenhydrate als Beilage zu verwenden, zu reduzieren oder zugunsten von mehr Gemüse wegzulassen. Beim Abnehmen und für eine bessere Verträglichkeit ist das jedenfalls hilfreich.

Genussdroge Alkohol

»Moderater Alkoholgenuss tut der Gesundheit gut, ja kann sogar das Leben verlängern«, hieß es lange von Wissenschaftlern und Ärzten. Aber kürzlich wurde im British Medical Journal eine Studie veröffentlicht, die dem gesunden Achterl Rotwein eine herbe Absage erteilt. Methodische Fehler in vorherigen Studien hätten zu dem Trugschluss geführt, dass Alkohol in Maßen das Leben verlängert. Wem also glauben?

WIE VIEL ALKOHOL DARF MAN TRINKEN? Für den Konsum von Alkohol gibt es eine Grenze. 0 bis 20 Gramm Alkohol pro Tag, heißt es. Das sind zwei Achterl Wein oder ein halber Liter Bier. Wichtig ist, dass man zwei alkoholfreie Tage pro Woche einhält. Die Leber verstoffwechselt Alkohol zu Fett. Alkohol erreicht nicht zuerst die Nerven im Kopf, sondern die im Darm. Damit stellt sich die Frage, wie viel Entspannung und Erleichterung durch das Glas Wein am Abend im Kopf entsteht, wenn eher das Hirn im Bauch ruhiggestellt wird.

Zum Abschluss

Zum Abschluss unserer gemeinsamen Ernährungsreise lassen Sie uns noch einmal auf die Einfachheit des Ernährungskonzeptes hinweisen. Wir müssen alle erkennen lernen, dass gutes und gesundes Essen nicht aufwendig und kompliziert sein darf, um wieder mehr Freude am lustvollen Kochen zu haben. Lassen Sie uns die Reise beenden mit einem weisen Spruch: »Mache alles so einfach wie möglich, aber nicht einfacher!« (Albert Einstein).

Rezeptregister

Sachregister

Impressum

Redaktionsleitung
Silke Kirsch

Projektleitung
Eva Wagner

Layout, DTP, Gesamtproducing
grafikdesign hansen – Jan-Dirk Hansen

Redaktion
Dr. Ute Paul-Prößler

Bildredaktion
Annette Mayer

Korrektorat
Susanne Langer

Umschlaggestaltung
Zeichenpool, München, unter Verwendung von Motiven von shutterstock/ Lera Efremova und ZOO.BY

Reproduktion
Regg Media GmbH, München

Druck und Verarbeitung
Alcione

Printed in Italy

2.Auflage 2022

Hinweis

Die Ratschläge/Informationen in diesem Buch sind von Autoren und Verlag sorgfältig erwogen und geprüft. Dennoch kann eine Garantie nicht übernommen werden. Eine Haftung des Autors bzw. des Verlags und seiner Beauftragten für Personen-, Sach- und Vermögensschäden ist ausgeschlossen.

Sollte diese Publikation Links auf Webseiten Dritter enthalten, so übernehmen wir für deren Inhalte keine Haftung, da wir uns diese nicht zu eigen machen, sondern lediglich auf deren Stand zum Zeitpunkt der Erstveröffentlichung verweisen.

Bildnachweis

Fotografie und Styling: Julia Hoersch, Hamburg
Foodstyling: Petra Speckmann, Hamburg
Requisite: Meike Graf

Weitere Fotos: Fotolia: 51 (underdogstudios), 150 (tunedin); iStockphoto: 34 (alvarez), 62 (andresr), 155 (Angelika Schwarz); jump Fotoagentur, Hamburg: 2 (L. Matzen); Shutterstock: 29 (laura.h), 39 (wavebreakmedia), 40 (Naypong), 49 (sarsmis), 54 (Yulia Grigoryeva); Südwest Verlag, München: 14 (Maike Jessen)

Illustrationen: Jan-Dirk Hansen

MIX
Papier aus verantwortungsvollen Quellen
FSC® C021956
FSC www.fsc.org

Penguin Random House Verlagsgruppe FSC® N001967

ISBN 978-3-517-09381-9